JN241029

医療の根幹を揺るがす
リンパの流れを
知りましょう

田中 智子
TANAKA Satoko

文芸社

〈血液療法とリンパ療法のちがい〉

療 法	部 位	処 置	期 間	手 段	代償→ゴミ（老廃物）	細 胞
血液	部分	応急処置 （急場しのぎ）	短期	クスリ、メス、 コルセットなど	必ずある→しがらみ蓄積	やっつける
リンパ	全体	本格処置 （急がば回れ）	長期	Drainage	なし→蓄積された しがらみ除去	甦らせる

はじめに

本書を手に取ってくださり、ありがとうございます。

ぜひ、みなさまに知っていただきたいことを、この本に書きました。

それはシンプルなことですが、こうして発表するまでに、約半世紀を要しました。

生命の営みは、すべての人にとって何よりも大切なことです。にもかかわらず、多くの人がそれを他人任せにしているのが現状です。

この約半世紀は、私自身がその現状にしっかり気づくまでにかかった時間でもあります。

まずはお読みいただければ幸いです。

目次

第1章

血液よりもリンパが大事

新しい時代のはじまり

私たちの体内を流れ、生命の営みを支配するもの。

それは何でしょうか。「血液」だとあなたは思うかもしれませんが、そうではありません。

答えは「リンパ」です。リンパこそ、人間が生きていくための根源的な力をもたらすものであり、一番の要。血液はその次、二番手です。

それほど重要でありながら、長らく解明されていなかったリンパの機能を、まるで未知の数式を解くかのように、鮮やかに解き明かしてみせたのが「ドレナージュ」です。

ドレナージュは、デンマーク人のエミール・ヴォデール博士が1936年に発表した、リンパに働きかける施術法です。「ドレナージュ（Drainage）」とは、フランス語で「排水」の意。体内にたまったゴミを排出するリンパの働きを促す、つまり体内のゴミ掃除をすることにより、体を健やかに整える施術です。

この技法により、ひとつながりの体を全体で整える機能の原点が、リンパにあることが突き止められました。

「医学の父」と尊称される古代ギリシアの医者、ヒポクラテスは、こう予見しました。

「人間の体には、自然治癒力が備わっている。その力は体液がつくり出している」

ドレナージュは、それを実証するものです。２４００年前にヒポクラテスが提起した問いに、ヴォデール博士がドレナージュという自ら創出した方程式を使って、ついに答えを出したのです。

これは誰もなしえなかった快挙であり、史上初の、きわめて画期的な事象と言えます。

リンパの機能に即したドレナージュは、比類のないメソッドです。筋道がはっきりしていて、実に単純、明快であり、整合性がとれています。人間の体が本来持っている力を呼び覚まし、そのすごさを実感させてくれるものです。

生命の営みの根源は、リンパです。

それは、１９７６年にフランスでヴォデール博士から教えを受けて以来、約半世紀に及ぶドレナージュの実践を通して、私自身が検証した事実でもあります。

リンパの秩序正しい機能、他に類を見ない能力を示す、リンパ特有の働きの存在。それは研究室でマウスや試験管を使って得た机上のデータなどではなく、生身の人間、それも重篤な病状の人を介して検証した事実ですから、真実としか言いようがありません。

しかしエビデンス、科学的根拠は？　医学的なメカニズムは？　そう問われたところで、十分な答えは存在しません。信じがたいことですが、血液に関する学問的研究はさかんに行われてきた一方で、リンパの研究は疎かにされ、著しく欠落しているからです。

今日に至るまで、リンパは言わば「見て見ぬふり」をされてきています。すでに２４００年も前に、あのヒポクラテスが予見していたものであるというのに、なぜこのようなことになってしまったのでしょう？

私たちの体は、部分の寄せ集めではなく、全体でひとつです。部分はすべてつながっていて、当然のことながら、それぞれの営みは互いに連動します。

血液は体内を循環しているのに対し、リンパは体内を末端から一方通行で流れ、ゴミを流し去ります。リンパを流すドレナージュにより、体のさまざまな部分の問題に局所的に対処するのではなく、体をトータルで整え、根本的に問題を解消することが可能になります。

現在主流の、血液中心で体の部分ごとに細分化された医療ではなく、リンパを中心とした「全体医療」こそが、本来、医療のあるべき姿です。

「木を見て森を見ず」と言いますが、1本の木、すなわち体の各部分を見る視点から、森に相当するからだ全体を見る視点、血液中心からリンパ中心へ、いまこそ視野を広げてみませんか。

医療の実態

たとえば、お腹の調子が悪ければ内科に、足が痛ければ外科に行き、それぞれの専門医に胃腸や足の治療をしてもらう。

医療とはそういうものだと、ほとんどの人は、疑いもなく信じています。

多くの人が気づいていない、あるいは見えているのに見過ごしていることがあります。

医療は2種類あります。ひとつは、いま多くの人が当たり前に医療だと考えているもの、すなわち西洋医学に基づいた血液中心の医療です。

それは医療ビジネスとして大きく発展し、人々の健康を支えてきました。体のどこか具合が悪ければ、すぐに処置をしてくれる、ありがたい存在です。

しかし、この血液中心医療には、致命的な欠陥があります。それぞれの診療科ごとに体の各部分、患部だけを診る「部分医療」であり、からだ全体を視野に入れていないことです。

私たちの体は、全体でひとつです。体の各機能はつながっており、連動することで生命体を維持しています。人間が真に健やかであるためには、部分ではなく全体を見る視点が不可欠です。

1本の木ではなく、森全体を見る医療。それがもうひとつの医療、リンパ中心の「全体医療」です。

全体医療こそが、医療の真髄と言えるものです。にもかかわらず、一般的には医療＝部分医療と見なされ、全体医療は、大多数の人にはその存在すら認識されていないのが現状です。

言わば、本質ではない世界が主流になり、真実の世界は忘れられ、置き去りにされている。それが、いまの医療の実態です。

そんな状態が、今日に至るまで、実に３０００年近くも続いてきているのです。

2つの医療の起点

医療の始まりは、部分医療の始まりでもありました。それは約３０００年前の古代エジプトまでさかのぼります。

人間が生きていれば必ず生じる、体の各部分の不調に対処するために、自然発生的に民間療法のようなものが生まれました。その療法はと言えば、もっぱら「神頼み」、つまり呪術や祈禱《きとう》などです。やがてそれを生業とする人たちが現れました。

彼らはそれぞれ、特定の不調のみに対応しており、このときからすでに、目の医者、頭の医者、腹部の医者など、体の一部分だけを診る医者が存在していました。

それからおよそ600年後に現れたヒポクラテスこそが、部分医療と全体医療、その二分化の起点となる存在です。

医者の家系に生まれたヒポクラテスは、臨床で得た知見を重視して、医療を迷信や呪術から切り離す大改革を行い、科学的な医学の礎を築きました。

現在まで続く医療ビジネスとしての部分医療は、この礎の上に発展してきました。部分医療こそが医療であるという「思い上がり」もまた、ここから始まったと言っていいでしょう。

一方でヒポクラテスは、「全体・体液・流れ」という言葉とともに、自然治癒力の存在を予見しています。それがリンパ中心の全体医療の原点です。

本流であるはずの全体医療は、その後、ほとんど忘れ去られてきました。しかし時折、ヒポクラテスの言葉に心惹《ひ》かれ、真理を追い求めようとする卓越した人材が出現し、彼らの手で少しずつ研究が積み上げられてきました。

ヒポクラテス並みの知性と精神性を備えた、少数の、しかし傑出した研究者たちが、情熱を注ぎ、生涯をかけて研究に打ち込み、素晴らしい成果を残す。その流れがつながって、最終的にヴォデール博士によるドレナージュの創始に行き着くのです。

私たちの体の最大の武器は、自然治癒力です。誰にでも備わっていて、掛け値なしに体を守ってくれるものです。

人間が生きている限り、体内には必然的にゴミがたまります。からだ全体を流れてゴミを除去するのが、体液のひとつであるリンパです。そして、そのゴミを流す力、すなわち自然治癒力を促すのがドレナージュです。

まさにヒポクラテスの「全体・体液・流れ」の言葉に合致するドレナージュにより、ヴォデール博士は、血液中心の部分医療が主体の医学界に風穴を開けました。

血液はリンパが支配している

私たちの体は、体液で満たされています。体液の代表的なものは、血液とリンパ、脳脊髄液です。

血液は体内を循環し、リンパは体の末端から、脳脊髄液は頭から首を経由して、それぞれ終着駅である鎖骨あたりのポイントまで、一方向に流れています。体内をくまなく流れる体液によって、体はつながっています。

私たちの体を構成する細胞は、間質液と呼ばれる体液に浸っています。細胞からはゴミが出て、体液はゴミで汚れ、細胞に有害な環境になります。このゴミを、リンパが流し去ります。

リンパが終着駅にたどりつくまでの道のりでは、必ずひとつ以上の関所、すなわちリンパ節を通過します。

関所の検問は厳しく、許可を得たリンパだけが次の関所に向かうことができます。こうして終着駅に無事たどりついたリンパは、終着駅の下の階にある静脈に合流し、ここから心臓に向かいます。

いくつもの関所の通過を許された、きれいなリンパだけが心臓にたどりつき、新鮮な血液となって体内を巡ります。

つまり、リンパの働きがよくないと、血液の働きも悪くなるという関係で、血液はリンパが支配していると言えます。「リンパが一番、血液は二番手」とは、そのような意味です。

血液は赤いので目立ちます。それに対してリンパは透明ないし乳白色で、しかもその管（リンパ管）は細く、繊細です。

そのためリンパは見つけにくく、研究室で解剖した人体、つまり生命活動のない死んだ体を用いて行う研究によって、その構造や機能を解明するのは、おのずと限界があります。血液に比べてリンパの研究が立ち遅れたのは、そうした事情も関係しています。

ヒポクラテスが生んだ「2人の異母兄弟」

「部分」と「全体」の2つに分かれた医療。その分化の起点はヒポクラテスであるとお伝えしました。

ヒポクラテスは、「血液くん」と「リンパくん」という、「2人の異母兄弟」を生んだ。

よりイメージしやすく表現するなら、そのようになります。

「血液くん」と「リンパくん」、つまり血液中心の療法（現代の一般的な医療）とリンパ中心の療法（ドレナージュ）の違いを確認しておきましょう。前者をA、後者をBとします。

Aは体の一部分を、Bは全体を担当します。

〈血液療法とリンパ療法のちがい〉

	療法	部位	処置	期間	手段	代償→ゴミ（老廃物）	細胞
A	血液	部分	応急処置（急場しのぎ）	短期	クスリ、メス、コルセットなど	必ずある→しがらみ蓄積	やっつける
B	リンパ	全体	本格処置（急がば回れ）	長期	Drainage	なし→蓄積されたしがらみ除去	甦らせる

Aはその場しのぎの応急処置です。体のどこかに問題が出てくるたびに、とりあえずそれをたたくというやり方なので、もぐらたたきのように、1カ所をたたき終わっても、またいずれ別の場所から問題が顔を出し、そちらの処置が必要になります。

一方、Bは問題を根本から解消する本格処置です。体に潜む問題を丹念に観察し、深く洞察して、解決までの正しい道筋を慎重につかみながら進めていきます。そのため、Aは短期間で目先の問題を改善するのに対し、Bは成果にたどりつくまでに、ある程度の期間を要します。しかし、だからこそ「急がば回れ」で、確実に問題をなくすことが可能になります。

Aの具体的な手段は、クスリやメスを体に入れること。Bは言うまでもなくドレナージュです。

クスリやメスは、当座の痛みや苦しみを取り除いてくれるものですが、必ず代償を伴います。「痛いときにはスグ〇〇〇」と歌う製薬会社のコマーシャルがかって流行りましたように、クスリは急場しのぎに用いられています。便利な反面、クスリには副作用、副反応が必ずあります。痛み解消の代償として体内にはゴミが残されます。ゴミは居座る性質上溜ります。一度や二度どころではなく、頻度が増すにつれて取り返しのつかないことになります。容易ならぬことに！　体中にゴミがばらまかれ蓄積されたあげく、体内のあっちこっちに病名がはびこる体になっていきます（もぐら叩き現象）。自然治癒力をどんどん減退させてしまうリスクを伴う代償は安くないです、高いです。対策はリンパの流れにあります。日頃より心に留めておいてください。また、メスを入れることにより、切り刻まれた部分の体液の流れが遮断されたり、傷を治すために癒着が生じたりします。こうした負荷により痛めつけられた細胞から、さらにゴミが出て、それが蓄積し、体に災いをもたらします。

一方、B、つまりドレナージュは、人間の手だけで行うもので、器具や薬品などは一切使用しません。当然、代償はないうえに、体内に蓄積されたゴミを除去します。

そして、何より大きな違いは、Aがダメージを受けた細胞を「やっつける」のに対し、Bは「甦《よみがえ》らせる」ものであることです。

ドレナージュは、細胞を甦らせる施術です。

加齢による細胞の老化という宿命は、誰しも免れることはできませんが、ドレナージュは実年齢より老化した細胞に対しても、「甦らせる」というアプローチができます。

さらにつけ加えれば、Aは医療ビジネスであり、Bは体の機能のたゆまぬ研究です。

Aは学校での受動的な教育で知識を身につけるものであるのに対し、Bは能動的教育、つまり自ら研究課題を持ち、探究することによって身につけられるものです。

Aは、行うことや取り組む課題がその時々で変わりますが、Bは一貫しています。

ヒポクラテスからヴォデール博士まで、ドレナージュを貫く理論には一貫性があります。体の末端から終着駅にあたる部分まで、一方向にリンパを流すという、ドレナージュの手法自体もまた、一貫性があります。だからこそ一生をかけてコツコツと積み重ね、探究を深めていくことができるのです。

木から森へ、視点を転換

体液に浸っていない細胞はないはずです。したがって、体液のゴミを流すドレナージュは、からだ全体に影響を及ぼします。

神経系や免疫系、内分泌系など、体のさまざまな機能は連動しています。バラバラに働いているわけではないので、たとえば免疫系だけを見て、その働きをよくしようとしても、うまくいきません。全体の「流れ」が大切なのです。

部分だけを見て対処しようとすれば、必然的に「もぐらたたき」になります。

一般的な医療の世界では、がんが「転移した」「再発した」などと言いますが、体は全体でひとつであり、つながっているということがわかっていれば、転移や再発といった言葉は出てこないはずです。

「余命○年」という宣告にも違和感を覚えます。「余命」を判断し、それを数字で表すことなどできません。

なぜなら、細胞は甦るからです。以前、余命6週間と宣告された方に、ドレナージュを施す機会がありました。その方はその後も元気に過ごしており、それどころか「病気のことを忘れるくらいいま人生で一番体が動く。どこも痛くない。幸せだ」と言います。

ドレナージュでリンパの流れをよくする。ただそれだけで、人間の底力が発揮され、細胞が甦ります。その足を引っ張るのが、クスリやメスです。
リンパを流して、体内のゴミをきれいに掃除することで、体内に存在していた石のように強固な悪性の病巣が、うそのように消えることがあります。それは、生身の人間にドレナージュを行うことにより、私が検証してきた事実です。

体には、数値で表せないものがある。それがヴォデール博士の持論です。細胞を甦らせるドレナージュは、目先の結果を追うものではありません。一歩ずつ、慎重に観察し、洞察しながら進む、根気が求められる地道な仕事です。
全生涯をかけて取り組んでも、それに見合った名声や地位を得られるものではありません。しかし、人の命をもって真理を教えてくれるものなのですから、これほど尊いことはありません。

残念ながら、「医療＝血液中心の部分医療」という固定観念は、すっかり定着してしまっています。最近では「リンパが大事」という言説もよく聞かれるようになってきましたが、表面的な理解にとどまっているという印象です。

すでに3000年にわたって根付いている固定観念を覆すのは容易ではありません。しかし、真に健やかに生きるためには、一本の木から森全体へと視点を高めることが必要です。

ヒポクラテスが生んだ「2人の異母兄弟」。両者が互いに良好なコミュニケーションをとることで、「部分」と「全体」の両方を踏まえた、理想的な医療世界に近づくのではないかと思っています。

第2章　ドレナージュの力

ドレナージュとマッサージの違い

「ドレナージュ」、あるいは「リンパ・ドレナージュ」という言葉は、一般にもある程度広まっており、美容を目的にそれを行うサロンも多く存在しています（ちなみに、「ヴォデール・リンパ・ドレナージュ®」という言葉は、私がつくったものです）。

とはいえ、ドレナージュに対する理解は、いまだ進んでいるとは言いがたいのが現状です。「ドレナージュって、マッサージのことでしょう？」などという声も、たびたび聞かれます。

ドレナージュとマッサージは、明確に異なります。大きな違いのひとつは、ドレナージュは生みの親がはっきりしていることです。これまでお伝えしてきたように、ドレナージュはデンマーク人のヴォデール博士が編み出した、それまでどこにも存在していないまったく新しい施術法です。

もうひとつ、ドレナージュはリンパに働きかけて、体内のゴミを掃除する療法です。したがって、血液の循環をよくするマッサージとは、根本的に異なるものです。

手には心が宿る

ドレナージュは、手だけで行うものです。薬品も化粧品もオイルも器具も、一切用いてはならず、またその必要もありません。

「痛いの痛いの、飛んでいけ」と、お母さんが子どもの額に手を当てて、祈るようにつぶやく姿は、はるか昔から現代まで、世界のいたるところで見られます。
そもそも医療は「手当て」、つまり手で施すことから始まりました。ヒポクラテスは「手には心が宿る。手に勝るものはない」と言い、人の手で触れること、全感覚を動員してしっかり観察し、洞察することの大切さを説きました。

手を軽視するべきではありません。私たちには元来、視覚、触覚、嗅覚、味覚、聴覚という5つの感覚が備わっています。そのうちの触覚からは、痛みをはじめ、温かさや冷たさ、柔らかさや硬さ、そして体液の流れを感じることができます。
繊細な技を尽くし、人の手による温もりと感性で、肌の、そして体の質感を感じ取る。それは、機械でできるものでもなければ、言葉で説明できるものでもありません。そのため、ヴォデール博士の教えには、テキストが存在していませんでした。

目に見えないものを感じ取るために必要なのは、真心です。

手だけで行うことの最大のメリットは、施術者の心をこめられることです。「よくなりますように」という、渾身《こんしん》の思いと魂をこめられることです。

技術的な上手さ以上に、邪念のないきれいな心が宿った手ほど貴重なものはありません。その手で丹念に触れると、体は必ず応えてくれます。

その瞬間は、感動以外の何ものでもありません。体液のたしかな反応に、「もしかしたら、体液には心があるのかしら？」とさえ思わせられます。

自然治癒力の大いなるパワーを目の当たりにして、心からの感謝とともに、体と体液に対して「あなたはなんて可愛いのでしょう」と、愛おしさがあふれてきます。それまで乗り越えてきた道のりの険しさやつらさもすべて、一瞬にして吹き飛んでしまいます。

体内に代償を遺さないドレナージュは、母の愛情そのものです。

「アヴェック・ラーム（心をこめて）」。ヴォデール博士の声が、耳元で聞こえてきます。

軽く、ゆっくり

興味深いことに、フランス語で体液を指す「ユムール」という言葉には、「気持ち」という意味もあります。

本人の心が、ストレートに体液に反映されます。いくら体液を流そうとしても、本人の「必ず治す、よくなる」という思いが伴わなければ、体液は心を閉ざしてしまいます。

それは施術者の手にも正直に伝わってきます。そうなれば、ドレナージュの力もそこまで。お手上げです。「病は気から」と言いますが、まさにその通りだと感じます。

ドレナージュは、手で体液を流すといっても、力任せに行えばいいというものではありません。「軽く、ゆっくり」が鉄則です。

何ら特別でもない私の手でも、軽く、ゆっくり触れていると、「ごりごりしたものがある」「硬さはこれくらい」といったことを、こまやかに感じ取ることができます。

軽く、ゆっくり。すると、体が応えてくれます。さまざまなことを教えてくれます。

ドレナージュは、体内の状況を、体の反応というかたちで伝えてきます。その反応は、素直なものから、こちらの心臓が止まりそうなほど激烈なもの、まるでマジックのようなものまでさまざまです。それを通して、想像を超えた体の営みを見せつけてきます。

全身全霊、誠心誠意をもって行う、まさに命がけの真剣勝負です。施術する私の心身は疲労困憊《こんぱい》します。これでいいのかと、何度も自問自答をくり返します。すると、おぼろげだったものが、徐々に明確な形を見せはじめ、それをつかみ取り、正しい道筋へと導かれていきます。

こうしたプロセスによって、体は甦っていきます。体の深いところから渦を巻いて湧き出すように、体液の流れが促されます。ドレナージュに反応して、一度は死に直面したような体までもが、息を吹き返すように応えてくるのです。

これこそが自然治癒力です。心の中に思わず「ありがとう！」という叫びが起きます。

こんなにすごい！

ドレナージュを始めたばかりの頃。ドキドキ、緊張しながら集中していると、「レジェールマン（軽く）、ドゥースマン（ゆっくり）……」という、ささやくようなヴォデール博士の声が聞こえてきました。

そんな私が、ドレナージュのすごさを体感した実例を、いくつかご紹介しましょう。

（1）赤肌

日本人には少ない赤肌に悩むフランス人のニコルは、つねにカバー力の高いファンデーションが手放せませんでした。

毛細血管が浮き出て、蜘蛛《くも》の巣状に糸ミミズが這《は》っているような赤みが、両頬にあります。この赤みは、増えることはあっても減ることはなく、外科手術ではごく狭い範囲しか改善できないため、痛みを伴う手術をくり返し受ける以外に手立てがありませんでした。

そのニコルが、私より先にドレナージュに夢中になりました。ドレナージュで少しずつ頬全体から赤みが目立たなくなり、さらには「なんだか体が引き締まってきたみたい。体重は変わっていないのに」と、うれしさを隠しきれない様子です。

ドレナージュによって、全体的にとても美しいボディラインを手に入れたニコル。本来ニコルが持っていた美しさが、ドレナージュによって浮き彫りにされたのです。どうしてこうなったのか、まわりの人も不思議そうでした。以来、そのボディラインを強調する洋服がお気に入りの彼女は、とても素敵。現在は個性的な木製のフレームを制作するアーティストとして活躍しています。

（2）セルライト

私が初めてドレナージュを施した相手が、ルクセンブルク人のニコルです。彼女はフランスで知り合った友人で、私の被験者モデルをしてくれていました。彼女は10代後半の頃からじわじわと、太腿の部分が乗馬ズボンのシルエットのように外側にせり出してきたと言います。

ウエストから上は普通の体形なのに、立ち上がると別人のように、腰から膝のあたりまでがせり出しているのです。本人はホルモンの関係だと思い、あきらめている様子でした。

彼女が私のドレナージュの被験者になり、「サトコ、これってなあに？」と見せてきたのが、太腿のセルライトです。セルライトは太腿にできやすいのです。ドレナージュでセルライトが解消され、「じわじわとサイズダウンしているみたい」と、ニコルは大興奮でした。

（3）顔のシミ

お父様の大病をきっかけにドレナージュに興味を持った佐和子さんは、肌のお手入れが大好き。さまざまなタイプの化粧品を揃え、ケアに余念がありません。

10年ほど前から、こめかみの下あたりに10円玉大のシミがあるのが悩みでしたが、正面からは見えない位置なので、なるべく見ないようにしていました。

彼女に私がドレナージュを施すようになって、半年足らずのある日。

「ないの。なくなっているの！　とてもイヤだったあのシミが、跡形もなくなったのよ」

信じられないという様子で報告してくれました。

ドレナージュによって消えるシミもあれば、消えないシミもあります。その謎《なぞ》の解明は、まだこれからです。

(4) 涙

いったい何ごとが起きたのかと、とても動揺しました。

ドレナージュの施術中、すやすやと眠りに落ちる方は珍しくありませんが、あるとき、思いもよらないシーンに初めて遭遇したのです。

施術を受けていた百合子さんの目から突然、涙がとめどなく頬を伝わって流れ落ち、止まりません。1分ほどの間でしたが、とても長く感じられました。

当の本人は「ごめんなさい、驚いたでしょう」と言いつつ、爽快そうな様子です。

「私もこんなことは初めて。どうして突然、こんなにたくさんの涙が出たのか、自分でもわからないわ」

解放感に浸っているような表情で、そう語りました。

涙を流すことで、彼女は自分の中の何かを昇華したのでしょうか。体と心のつながりを目の当たりにした思いがしました。

(5) 排泄《はいせつ》

「ピッピッ」「カッカッ」は、フランス語でそれぞれ排尿、排便を指す幼児言葉です。あからさまに口にしづらいとき、大人でも使います。

生命の営みは、食べることに始まり、自分の力で排泄することが基本です。選り好みすることなく何でもおいしく食べることができ、規則正しい排尿、排便がある。真の幸せは、そこから始まります。

ドレナージュを施した方から、ある早朝、突然の来訪を受けました。

「あの、尾籠《びろう》な話で恐縮ですが、お通じが大変よく、しっかりございました。まことに快便です。この年になって初めてのことで、とても気持ちいいです。元気が出ます。どうしてもご報告したくて」

久々に耳にする奥ゆかしい言葉を使って、そう伝えてくれました。起床時間は朝3時過ぎ。そのあと一番に飛んでこられたそうです。

ドレナージュを初めて受けたあとに、しばしば見られる現象が、「ピッピッ」と「カッカッ」です。「ほんの少し前にお手洗いを済ませてきたのに、なぜ?」といぶかしがる声をよく聞きます。

ドレナージュの途中でお手洗いに立ち、終了後にも直行する方も珍しくありません。ほとんどの方は、回を重ねるうちに落ち着いてきますが、不思議なことです。

(6) 唇の腫れ

地方の旧家に嫁いだ娘さんのことで、そのお母様から相談がありました。

娘さんが東京の実家に滞在し、嫁ぎ先に戻る途中、必ずといっていいほど唇がみるみるうちに腫れ、別人のように人相まで変わってしまうというのです。

それまでは途中の福岡駅から東京に引き返すと、不思議と腫れが引いてもとに戻っていたのですが、ついにまったく戻らなくなってしまったとのことで、非常に心配していました。

私にとっても初めて見聞きするケースです。娘さんの唇の腫れには、何か深いわけがありそうですが、ともあれドレナージュによって、その腫れは穏やかに引いていきました。

(7) 末端肥大症

末端肥大症の患者の方から、ドレナージュの依頼を受けました。初めて聞く病名で、医師ではない私は当初は固辞しました。

それでも、ベルギーでドレナージュを受けたことがあるというその方から、「ご迷惑はおかけしませんので、是非に」と重ねて懇願され、お引き受けしました。

手の指先、足の指先、唇、鼻、眉の部分などが人相が変わるほど肥大していました。靴は3つ上のサイズになってしまったそうです。

私は恐る恐る、緊張しながらも平常心を保ち、「よくなるように、よくなるように」と祈るような気持ちでドレナージュを施しました。

2カ月ほどすると、靴のサイズが2段階近くもダウンしたと報告を受けました。「なぜ？　どうして？」と驚かずにはいられませんでした。

すごい！　の答え

なぜドレナージュによって、このような数々の不思議なことが起こるのでしょう。
答えはとても簡単。「体は全体でひとつ」。すべての部分はつながっているからです。

試しに手を上に挙げてみてください。手は体から離れてしまいましたか？　そんなことはありませんよね。考えてみるまでもなく、体の各部分はつながっているということに、合点がいくはずです。

各部分がつながっていれば、その機能が互いに連動するのは当たり前です。そのバランスの崩れが不調の要因になります。


バランス維持のためのゴミ掃除が、ドレナージュの役目です。

ゴミは体内のいたるところにたまります。管と管の隙間や分岐点にもたまります。長い間蓄積して、何層にも圧縮されたような状態になっていたり、管にへばりついたりしているゴミもあります。

大きさや硬さもまちまちで、マシュマロのような感触のものから、岩のように、あるいは鉄のように硬いものもあり、千差万別、複雑怪奇です。そのため、掃除機でスーッと吸い取るというようなわけにはいきません。頼るは自然治癒力。ドレナージュが促す力です。

リンパが通るリンパ管は半透過性で、その性質により、ほかの管では回収できないような大きなゴミの回収が可能だと言われています。

ドレナージュでリンパの働きを促すことで、体に現れるさまざまな不調のもととなるゴミをすっきり除去することができます。その結果、多くの人がとらわれている常識からすれば、信じがたいようなことも起きるのです。


更にもう一つ。

流れを阻むコルセットです。着圧……という言葉がつかわれる体を締め付けるものです。

体液のなかでもリンパ液は末端から終着駅まで一方通行で流れます。その間のどの箇所であれ圧が加わることは流れを妨げることにつながります。例えば、主要道路の重要なポイントが狭まると交通に影響が出て国全体の機能にまで及びます。体においても同じこと。体全体の機能を多かれ少なかれ損ねます。

殊に就寝中においては、日中の立ったり座ったり体を動かしている状況とは異なります。日が落ちて夜になり人間を含む生物は体を休める時間です。体を180度平らにして横になることで末端からの流れが穏やかに促される時間帯です。自然治癒力を養う貴重な時間です。どの箇所であれ締め付け行為はご注意ください。

「流れ」の力

体は全体でひとつ。その全体を流れる体液、すなわちリンパの流れをよくすれば、悪性の病変さえ流れ去っていくことがあります。

そのことを示す、2つの印象的な事例がありました。

どちらも高齢でがんに侵され、余命を宣告されていた方のケースです。男性のAさんは、私の施術を受けに来たとき、咽頭がんの影響で、首のあたりにできた血栓が、血管をほぼ塞いでいるという状況でした。

私はいつものとおり、基本的なドレナージュを行いました。そして、血栓のある首からは離れた部分に触れて施術をしていたとき、突然、手にグッと大きな衝撃を感じました。

「あっ、通った！」

同時に、Aさんがそう声を上げました。血管を塞いでいた血栓が除去され、血液がスムーズに流れ出したのを感じたのです。

もうひとりのBさんは女性で、がんが全身に広がっている状態でした。背中の下のほうの部分に、とくに強い痛みがあるということでした。

このときも、いつものようにドレナージュを行いました。首に触れているとき、最初は「痛い」と言っていたBさんが、あるタイミングで「あら、感じが変わりました」とつぶやくのが聞こえました。

Bさんは起き上がり、自分の背中に触れました。以前ほどの激しい痛みはないものの、背中にしこりがあるのを感じると言います。

それからしばらくおしゃべりしたあと、再び背中に触れたBさんは、少し驚いた様子でした。

「あら、ちょっと小さくなったみたい」

そして、さらに数分後。

「なんだか、しこりがぼわーんと溶けたような感じがします」

ドレナージュでリンパの流れがよくなることにより、このように体内の悪いものが「液化」して消えるという現象が起こることがあります。

こうした現象を目の当たりにすると、がんの定義など、あってないようなものではないかと感じます。

ドレナージュでは、人によってはリンパが流れる音が出ることもあります。水道管から水が漏れるような、ちょろちょろとした音がすることもあれば、奔流のような、ゴーッというものすごい音が出ることもあります。それは「流れ」が通り、体内のゴミが流されたというサインです。

美しい肌も健康な体も健全な心も、すべてリンパから

「美容と健康は表裏一体」と言われます。両者は必然的に連動します。肌を含めて、体はすべて体液でつながっているのですから、美容目的であれ、医療目的であれ、ドレナージュはそのどちらにも影響が及びます。

美容と健康は表裏一体。そして「病は気から」。つまり、「美容」「健康」「心(気)」の3点は相互につながりあって、トライアングルを形成している関係です。

リンパの流れを促し、細胞を甦らせるドレナージュは、この3点すべてに作用

するということです。

美しい肌も、健康な体も、健全な心も、すべてリンパに依存しています。それが私の、実体験に裏打ちされた結論です。

「ドレナージュをしながら、人間のありようを覚えていきなさい」

ヴォデール博士に、私はそう教えられました。

全体でひとつの体が、オーケストラのようなものだとすれば、ドレナージュはさしずめ指揮者です。

ドレナージュという指揮者がタクトを振ると、体液を介して体じゅうの全細胞が反応します。オーケストラを束ねる指揮者は、メンバーそれぞれの反応を注意深くキャッチしながら、ひとつの楽曲を完成させていきます。

なかには反抗的な楽団員もいます。手の付けられない頑固な子が、じわじわと変容していく過程では、葛藤はつきものです。真剣に向き合うことにより、素直ないい子に成長した子は、実に可愛いものです。そこにたどりついたときの喜びは、何ものにも代えがたいものがあります。

細胞は甦ります。ひとりの反抗分子がいい子に変わると、別の「悪ガキくん」たちが、「僕もいい子になりたい」と、次々に姿を現してきます。

そんなふうに体が応えてくれることに、日々、尽きることなく感動を覚えながら、今日まで私はドレナージュを実践しているのです。

第3章

真理を探究する旅の始まり

衝撃的な出会い

私がドレナージュと出会ったのは、1976年のことです。

大学の仏文科を卒業後、私はフランスに留学し、エステティックを学びました。

当時はエステティックという言葉自体もまだ目新しく、本場であるパリのエステティックサロンには、いち早くその存在を知った世界中のセレブたちが詰めかけていました。ほとんどが自家用ジェット族です。

私が入学したのは、そのサロンが創設したエコール（学校）でした。フランス国内のほか、ヨーロッパ各国から集まっていた30人ほどの生徒たちは、いわゆる良家の子女ばかりで、貴族や王族の称号を持つ人もおり、大変なカルチャーショックを受けたことを覚えています。

その後、パリはもちろんヨーロッパ各地で、エステティックに関わるあらゆることを習得しました。エステティシエンヌなどの資格を取得し、現場での実践も重ね、この世界の裏も表もすべて把握できた頃のこと。「エステティック」という言葉を生み、エステティシャン第1号として知られるユンベール・ピエラントニ氏から、こんな誘いを受けました。

「マドモアゼル、今度デンマークからヴォデール博士をお招きして、ドレナージュの講習会を開催します。参加しませんか」

ヴォデール博士は、哲学博士であり生物学博士でもありますが、医学の道は病気のため、中途で断念せざるを得ませんでした。そのため、医学界では自ら編み出したドレナージュを発表する場を持たず、エステティックの世界で発表を行っていました。そうした機会に私は招かれたのです。

場所は、ヴェルサイユ宮殿の左横にある会議場。ごく限られた参加者を前に、ヴォデール博士は静かに語り始めました。

「リンパ」という初めて聞く言葉。そしてドレナージュ。

「これだ！」と、全身に雷が落ちたような衝撃が走りました。これほどストンと腑《ふ》に落ちてスッキリする出会いは、私の人生において、後にも先にもありません。ましてや、華やかであると同時に虚飾に満ちたエステティックの世界では、一度たりとも経験したことのないものでした。

ドレナージュは、手技も、その意味も、すべて単純、明快で要領を得ていました。人生の迷いが一掃されるかのような爽快感が全身を走り抜けました。難解な専門用語などは使わない、博士の短い言葉一つひとつが心の奥底に突き刺さり、思わず心の内で叫びたくなるほどの衝撃を受けました。

このときの博士のような佇《たたず》まいの人に、かつて出会ったことはありませんでした。情熱を秘めた静謐《せいひつ》なその佇まいと空気感は、彼自身が生み出したドレナージュそのものでした。深い知識と実体験に裏付けられた言葉には真実の響きがあり、その説得力に一点の曇りも感じられませんでした。

ドレナージュをもっと知りたい。学びたい。私はその気持ちを抑えることができなくなりました。

そして時を経て、ふとヴォデール博士のある言葉が脳裏に甦りました。

「かつて、古代ギリシアに体液の重要性について言及した人物がいます。ヒポクラテスです」

ヴォデール博士の、そしてドレナージュの根本には、ヒポクラテス哲学があることに気づかされました。２人の偉大な「先生」が、このとき私の中で重なりました。

ドレナージュのブーム、そして日本での伝道

時代は大きく動いていきました。私がエステティックのエコールに入学した当初は、まだ古き良き時代の香りが残り、ゆったりとしたエレガントな雰囲気がそこかしこに感じられたものですが、数年のうちにエコールの雰囲気もガラリと変わりました。

エステティックの世界もまた、大きく変化することになります。エステティックと化粧品業界が結びつき、新たな巨大ビジネスとして成長していきました。日本では、折しもバブル経済の時代に入ろうとしていました。

そんな中、フランスを中心にドレナージュ・ブームが巻き起こります。

従来、エステティックの施術では、マッサージが主要な位置を占めています。

競争が激しい世界だけに、少しでも人を惹きつけようと工夫をこらした多種多様なマッサージが、次々に登場します。

ドレナージュは前述のとおり、マッサージとは根本的に違うものです。まったく新しい画期的な施術の登場が、多くの人の心をとらえるのは必然でした。

人気の高まりとともに、ドレナージュのコピーがどんどん広まっていきました。ヴォデール博士の弟子の第一世代にあたる人たちの多くは、ドレナージュを学びたいという人を、来る者は拒まず誰でも受け入れていました。

医療機関はドレナージュを取り入れようと、こぞって人材を博士の弟子たちのもとに送り込んできます。そのようにしてドレナージュを学びに集まる人たちの中には、バカロレア（大学入学資格試験。通称Bac）をパスしていない人もおり、カオス状態に陥るのは火を見るより明らかでした。

やがてヨーロッパ各地に、ドレナージュを掲げたサロンなどがみられるようになりましたが、そのほとんどはヴォデール博士の精神からはかけ離れたものでした。

そのような状況の中、世界に類のない技法であるドレナージュについて、日本で発表するという使命感が私の中に湧き上がってきました。

私は学術的な論文を発表する場を持たないため、『ドレナージュの力はこんなにスゴイ！』（芳賀書店）という書籍の上梓に踏み切りました。１９９９年のことです。

この書籍の刊行は大きな反響を呼び、日本中から「ドレナージュを教えてほしい」という問い合わせが、私のもとに舞い込みました。

しかしヴォデール博士の教えにはテキストがなく、形だけを教えることもできません。また、教えるつもりもありませんでした。その後もただ「心を込めて」、ドレナージュの実践を重ねていきました。

魂を揺さぶられた経験

病床にある方から私への1通の手紙。それをまずここに掲げます。

最後の最後まで、あなたの手によって治療していただいて、そして終わりたかった。

いろいろお世話になりました。いろいろありがとう。

魔法のような手で、私の病気を軽くしてもらって、ときにはもう治るのではないかという希望さえ与えてくださった先生、ありがとうございました。

心から感謝いたしております。

もっと病気が軽いうちに先生を知っていたら、このようにはならなかったものを。

医者じゃないんです。医学ではない。

医学では、私の病気は治らなかった。

私は、あなたのように素晴らしい先生に会ったことはなかった。

心から祈るがごとくに、私を治療してくださった。

このご恩は忘れません。

どのように気持ちよく、安らかに、その夜を過ごせたか。

あの痛み、激痛、針で刺すような痛み、この世のものとは思われない激痛が、不思議と先生に治療していただくとよくなったのです。

夢じゃないだろうかと、何度も思うほど、安らかに朝を迎えることができたのです。

だから、あなたの研究がまた素晴らしいものになると思います。

田舎者の私を本当に快く治療してくださり、いろいろご心配くださってありがとうございました。

治療者ではないとあなたは言われるが、医者以上だ。

「どうしてもお引き受けしていただきたい方がいらっしゃるの」

紹介者の有無を言わせない口調に、ただならぬものを感じ、体が硬直したことを覚えています。重篤な病状だというTさんへの、ドレナージュの施術依頼でした。

「とにかく、行かせますから……」

それ以上の詳しい話は一切ありませんでした。


当日、入り口に立つTさんご本人を初めて目の当たりにしたとき、私は卒倒しそうになりました。首から頭部にかけての部位が、これほど大きく腫れ上がっている人を、それまで見たことがなかったからです。

私は、医師ではない自分の立場や状況を、誠心誠意お伝えしました。それでも、私の施術を希望するTさんの意思は変わりませんでした。

人として試された瞬間です。

「1回だけ」のお約束で、施術を始めました。私が手を置いたTさんの体は、微動だにしません。

「もし、ここでこのまま最期となってしまったら……」

怖ろしい予感が脳裏をよぎり、心臓が止まりそうな不安にかられます。

「ドゥースマン（ゆっくり）、レジェールマン（軽く）……」

ヴォデール博士のささやきを心で聞きながら、気持ちを落ち着かせ、ドレナージュを施しました。精魂込めて、一生懸命、私のすべてを出し尽くしました。これが最初で最後。そのお約束だったのですから。

施術を終えると、Tさんは口を開きました。

「これまで、これほど気持ちよく、安らかに感じられたのは初めてです。遠いところ、来てよかった！」

心からのその言葉に、ガツンと大きな衝撃を受けていると、Tさんは言葉を重ねました。

「明朝、もう1回だけお願いします」

それは懇願に聞こえました。これほどの思いに、どうお応えすればいいのか。混乱して頭の中がグチャグチャになっていたとき、「何をグズグズしているのか！」と、一喝する父の声が聞こえた気がしました。

「他が為に尽くすは、己の道なり」。忘れないようにと父に言い聞かせられていたにもかかわらず、すっかり忘れていた言葉を思い出し、我に返りました。目の前のこの方のために力を尽くそう。私はそう決断しました。覚悟を決めました。

そして、何回か施術を重ねたあとのことです。病院での検査で、Tさんの体の数値によい変化がみられました。それを受けて、主治医はそれまでとは別のクスリを新たに試すことを、Tさんに提案しました。

それをTさんが受け入れ、クスリの投与が始まるやいなや、Tさんの容態は急変。ベッドから離れることができなくなってしまいました。

なぜ？　どうして？　私は言葉を失いました。

そして、Tさんが病床で、私に宛ててしたためたのが、冒頭の手紙です。このお便りは、私に課題を残しました。

私にとって、これほど重篤な病状の方にドレナージュを施すのは、初めての経験でした。ドレナージュとは何か。その真価を知りたい、知らなければいけない。あらためてその思いを強くしました。

このときまでは、どこかにあるはずの答えを求めている自分がいました。しかし、人の生死に関わる局面に触れ、真理の探究は答えのない道であることを教えられました。

人間の体、そして人間の歴史は学びの宝庫であることを、ドレナージュは教えてくれました。まだまだ、わからないことがいっぱいです。

ドレナージュは人生哲学そのもの

ドレナージュによって、真理を探究することになるとは、思いもよらないことでした。

私がドレナージュに専念するようになって以来、約半世紀がたちます。過去の先駆者たちの歩みを探索するほど面白く、年月の経過を忘れるほどでした。

生身の人間の体を介しての真理の探究は、哲学の世界です。精魂込めて施術する私の手と私自身に、真理を教えようとしてくる体の声。この声なき叫びとの会話がドレナージュです。文字で表せる領域ではなく、数値や画像に置き換えることも不可能な分野です。

何十年も飽きることなく、同じ動作、同じ作法のくり返し。何がこれほどまでに私を夢中にさせるのか。この計り知れない魅力、存在感は何なのか。つねに自問自答してきました。

そんなある日のこと。いつもと変わらない午後のひとときき、突然、ふっとひらめくものがありました。

和菓子をひと口ずつゆっくりと味わいながら、私は、私のためにお茶を点てている母の作法を、その手を、ぼーっと眺めていました。そしてお抹茶をいただきつつ、なおもぼーっとしていたとき、それまで見ていた光景が、ドレナージュと重なりました。

その瞬間まで、「お茶の心」についてなど考えたこともなかった私に、「お茶っていいものでしょ、サトコさん。茶道っていいでしょ」と、母がささやきかけてきたような気がしました。

母はまた、いつもお香を焚《た》いていました。なぜか白檀《びゃくだん》系の香りを好んでいました。白檀のほのかな香りの中で、お茶を点てて味わう。そんなひとときを、日常でさりげなくつくってくれていた母。それがあまりにも自然だったので、とくに深く感じ入ることもなかった私を、ドレナージュが目覚めさせてくれました。

極限まで単純化されたドレナージュの動作に、同じく極限までそぎ落とされ、単純化された茶道の作法が重なり、同時に、両者に潜む共通の真理の存在を感じたのです。

そしてもうひとつ。同じ作法のくり返しから、「ああでもない、こうでもない、これでいいのか」と、自然に思考を深めていくドレナージュに、禅の修行で座禅を組む僧侶の姿が重なります。

さらには、禅の修行の一環であり、空間を美しく掃き清めることが心を清めることにも通じる禅寺の掃除と、ドレナージュの体内のゴミ掃除に共通点を感じます。

ヴォデール博士があえてテキストを持たない理由を、ご理解いただけるかと思います。言葉は必要としません。ドレナージュそのものに、すべてが詰まっているからです。

ドレナージュは、人生哲学そのものです。それゆえに、生命の営みとドレナージュは合致するのです。

日本の茶道の心、そして日本文化と関係の深い禅の精神と相通じるドレナージュ。「大和撫子」のいる日本で生まれた私がそれに没入するのは、自然の成り行きと言えるかもしれません。

第4章

ヒポクラテスの問いから答えまで、2400年の旅

ヒポクラテスの医療改革

「全体・体液・流れ」。この言葉とともに、ヒポクラテスが自然治癒力の存在を予見し、ヴォデール博士がドレナージュという形でそれを実証しました。

その遠大な「問い」から「答え」までのはるかな道のりを、あらためてたどってみましょう。

その旅は、ヒポクラテスが生んだ、あの「2人の異母兄弟」の成長物語でもあります。

ヒポクラテスは、紀元前460年頃にギリシアのコス島で、代々医師を世襲する家系に生まれました。伝説ではギリシア神話の医神、アスクレピオスの子孫とも言われています。

当時のギリシアで社会を支配していたのは「宗教」と「哲学」です。病気は神の怒りによるもので、その治療は哲学者の領分と考えられていました。

医師として各地を回って多種多様な病気の患者を診察し、多数の症例を記録していたヒポクラテスは、そうした因習に警鐘を鳴らしました。病気は神々の気まぐれによるものではなく、自然の摂理に基づいたものであると考え、人体、そして病的現象を理解することに重きを置きました。

人間の身体的苦悩に現実的に対処するため、強靱《きょうじん》な信念をもって、現実に即した医療への道を開こうとしたのです。それまでの原始的な医療から、臨床を重視する科学的な医療へ。ヒポクラテスが、今日の一般的な医療の礎となる改革を行ったことは、先述したとおりです。

しかし当時の社会で、医療を宗教や哲学のしがらみから切り離すのは、容易なことではありませんでした。哲学者や高位聖職者たちの反発はすさまじく、結果としてヒポクラテスは、20年もの長きにわたり投獄されることになります。

この挫折はしかし、ヒポクラテスに、思索を深める貴重な時間をもたらしたとも言えます。

「体には、つねに一定の状態に保つ能力、すなわち自然治癒力がそなわっている。その力は、体液がつくり出している」

ヒポクラテスが、この「自然治癒力」説にたどりつくまでには、長い苦難のときがあったと想像されます。

体液については、体内を流れる体液が「人間の体の自然性（本性）をつくり出している」として、それがバランスよく混じり合って流れているときが健康な状態であり、流れが滞ったり、偏ったりすることで不調が生じると述べています。

ヒポクラテスの出身地であるギリシアのコス島には、医神アスクレピオスの神殿が良好な保存状態で遺っています。ヒポクラテスは、医学校や治療院を兼ねていたこの神殿で弟子を育て、治療を行いました。

この場所で、はるか遠くに一望できる海を眺めながら、２４００年の時を経てここに導かれた縁に思いをはせるのが、私にとって至福のひとときです。

紀元前から行われていた人体解剖

医学の進歩には、人間の体の内部がどんな構造になっているかを観察すること、つまり人体解剖が不可欠です。

ヒポクラテスが没して100年余りの紀元前3世紀には、早くも人体解剖が行われていたことが記録に残っています。

ギリシアからエジプト、アジアにまたがる大帝国を築き上げたアレクサンドロス大王は、ギリシアの滅亡を目の前にしてそれまで学んだことを想ったのでしょう。政治や軍事力を失っても文化や学問は不滅だと信じていました。大都市アレクサンドリアはその意を汲んでエジプトに建設されました。古代随一の図書館であるアレクサンドリア図書館を中心とする学問の都としても繁栄し、世界中から優秀な頭脳が集まっていました。

その中に、ギリシア医学の黄金時代を築いた2人のギリシア人医師、ヘロフィロスとエラシストラトスがいました。彼らは研究のために、ギリシアやエジプトの君主から提供された死刑囚の死体解剖を行っていました。

「人体解剖の祖」と呼ばれるヘロフィロスは、解剖学を初めて体系化したことで知られています。

彼は神経と脳、脊髄の関連を初めて認識し、神経をその源から末端まで初めて観察しました。また、小腸内壁の特殊なリンパ管から流れてくる、脂肪分を含んだリンパ液がたまる部位である「乳《にゅう》び槽《そう》」と、消化器官の関連を初めて明らかにしています。

さらに、各器官それぞれの研究にとどまらず、器官相互の関連を突き止めるという成果を挙げています。

エラシストラトスは、人体生理学の創始者と言われています。彼は、静脈と動脈の間には何らかの関連があることに気づいていました。血液が循環していることは、ずっと後の17世紀に明らかになりますが、それを初めて予見したのです。また、ヘロフィロス同様、乳び槽についても言及しています。


人体解剖により、それまで信じられていた誤りのいくつかが正されることになりました。しかし、人の体を解剖することに対する世間の批判は厳しさを増していき、エジプトがローマに併合された紀元前30年頃には、ローマ法によって人体解剖は禁止されてしまいます。

それ以降、人体解剖は倫理的なタブーとして長らく行われなくなりました。ようやくイタリアで検視の必要性から人体解剖が復活するのは、1000年以上もたってからのことです。それまでは、人体の研究はこの2人、ヘロフィロスとエラシストラトスが遺した文献に頼るほかありませんでした。

基礎医学の祖・ガレノス

人体解剖が禁止されて150年以上たった2世紀の頃、ヒポクラテスを敬愛し、自らを「ヒポクラテスに次ぐ怪物」と公言してはばからない人物が現れます。没後も1000年以上にわたり、ヨーロッパの医学を支配することになる傑物、クラウディウス・ガレノスです。彼は、飽くことなく真理を探究する、ギリシア精神を体現した最後の医者でした。

20代の頃にアレクサンドリアで、ヘロフィロスやエラシストラトスによる文献から多くを学んだほか、医学のあらゆる知識を習得したガレノスでしたが、唯一、人体解剖を行うことだけはかないませんでした。生涯にわたり、人体解剖の経験はなかったとされています。

一時は剣闘士の治療医をつとめ、命がけの競技で闘士たちが負った深い傷に触れ、その処置を行うことが、彼にとって人体を観察する貴重な機会となりました。

ガレノスは10代から本の執筆を始め、生涯を通じて膨大な量の著作を遺しています。ギリシア医学の優れた成果が今日まで伝承されているのは、ひとえに彼のおかげと言っていいでしょう。

その著書には、彼の医学の基礎となる概念として、「人間は、それぞれが一個の有機的統一体であって、決してさまざまな身体部位の寄せ集めではありえない」という記述がみられます。

それは、まさに私がドレナージュをしていて、つくづく実感していることです。ガレノスがドレナージュの意義をすでに予見していたことを示す、この言葉に初めて触れたとき、深く感銘を受けたことを覚えています。この言葉に目も心も奪われ、いまに至っています。

ガレノスは、人体がどのようにして病むのかを探るために、人体の構造と機能を明らかにする必要性を痛感していましたが、人体解剖は許されません。となれば、動物を使って研究するほかありませんでした。

魚や爬虫《はちゅう》類、イヌ、ヤギ、ブタのほか、皇帝の飼っていたゾウの死骸までも解剖したと言われています。中でも外見が人間に近いマカクザルの解剖により、かなり正確な所見も得ていたようです。

自信家のガレノスが、いかにも人体の構造そのものを観察したように述べれば、それを疑う者はいませんでした。動物だけで行う研究には自ずと限界があり、実際には少なからず誤りが含まれていたにもかかわらず、ガレノス没後200年を過ぎた4世紀半ば頃には、その研究成果はすべての医学者の拠り所になっていました。

人間の解剖学的構造に関するガレノスの理論が、実はイヌやサルを解剖することによって打ち立てられていた。何世紀もの間、その疑念に触れられることはありませんでした。

中世という暗黒時代を通して、ガレノスの誤りはそのまま受け継がれていきました。人々がガレノスの名声を前に、自分で考えることを放棄して彼の説を盲信する、精神的奴隷となっていたのです。この状態はルネサンスまで続きました。ガレノスの理論に誤りがあったことは否定できません。一方で、近代医学はこのガレノスの功績を踏まえることで確立されたこともまた事実です。

人体解剖が許されない時代に、ガレノスは学びの限りを尽くして知識を獲得しました。その熱意の激しさから、揶揄《やゆ》や誹謗中傷《ひぼうちゅうしょう》もされましたが、彼は自分のすべてを懸けたものに向けられた誹謗中傷に対しては、とことん闘いました。

ガレノスにまつわるあらゆる文献には、彼が強い反骨精神を持った人間であったことが記されています。

このガレノスの果敢に立ち向う姿勢は、師と仰ぐヒッポ先生ゆずりとみえてなりません。ヒッポ先生も哲学者や教会に対して、激しく心理的抵抗をしたからです。

貴重な資料のみを扱うヨーロッパの図書館で、私はガレノスの手による書物を目にすることができました。

そのような図書館には、蔵書を管理する専任のスタッフがおり、私のような外部の人間が資料を閲覧するときは、必ずつきっきりで説明してくれます。それは、貴重な資料の盗難や損傷を防止するためという意味合いもあります。

ガレノスの書物には、「集中」「静かに」といった意味の書き込みがみられました。そのとき私に付き添っていたスタッフが、それを示しながら「ガレノスは、穏やかで静かな人物だったのではないか。そうでなければ、これほど真摯に学ぶことはできなかったと思う」と話していたことが、いまも印象に残っています。

血液は循環している！

ルネサンス期には、あのレオナルド・ダ・ヴィンチが、芸術家でありながら解剖学の領域で際立った成果を挙げます。

この時代には、大学の医学部などで人体解剖が再び行われるようになっており、レオナルドもあらゆる年代の男女の体を解剖して記録を残しました。

それまで解剖図と言えば、粗雑な人体の描写でしかありませんでしたが、この巨匠の手により、かつて誰も見たことのない精緻でリアルな描写で示され、それが解剖学を大きく進展させることになります。

他方、こんな記録も。

医師ではない画家のレオナルドになぜ、人体解剖が許可されたのかいまだに謎です。

弟子の密告にあい、止めざるをえなかったようです。

レオナルドはまた、素描でリンパ管らしきものを描いているほか、大宇宙の大気はらせんを描くように流れており、小宇宙である人間の体液もまた、らせん状に流れているのではとの考えを示唆しています。

すべての自然界の動きはらせんに基づいている。こうしたレオナルドの示唆は、ドレナージュともつながっており、ドレナージュの手技は、らせんを描くイメージで行われます。

16世紀には、近世解剖学の始祖と言われるアンドレアス・ヴェサリウスが現れます。イタリアの名門パドヴァ大学の解剖学教授だった彼は、ガレノスが動物の解剖結果を人体にあてはめていたことに気づき、その誤りを初めて指摘しました。ここに至るまでに、実に1300年を要しました。

彼はまた、写実的な図版を豊富に取り入れた解剖学の大著『ファブリカ』を出版し、その後の医学の発展に多大な影響を与えました。

そして17世紀に入り、イギリス出身の医師、ウィリアム・ハーヴェイが「血液循環の原理」を発見します。「体内において、血液は心臓から末端へ、末端から心臓へと循環している」ことを証明したのです。

おびただしい数の動物の解剖実験をくり返しながらも、なかなか証明に至らず苦労していたとき、ハーヴェイは静脈弁の働きがカギであることに気づきます。静脈にある弁が、血液を心臓の方向に戻し、逆流を防ぎます。つまり、この静脈弁は、心臓に向かう一方向の流れだけを通過させる装置と考えられます。一方、心臓にある弁の作用により、動脈は血液を心臓から遠ざかる方向に流します。これらのことから、血液は動脈を通って送られ、静脈を通って戻ることがわかったのです。

前代未聞の発見であったため、ハーヴェイは自説が受容されないことを危惧していましたが、「私が追求するのは真理だけである。そのために努力と勤勉を捧げてきた」と心を決め、発表に踏み切りました。

血液は循環している。この発見により、病気の診断と処置は大きく改善され、医療は飛躍的に進歩することになりました。

リンパの発見

17世紀には、血液に関するハーヴェイの大発見のあと、ようやくリンパに関する発見が、堰《せき》を切ったように相次いでなされました。待ちに待った「リンパの幕開け」です。

まず、イタリアのパヴィア大学の解剖学教授、ギャスパー・アゼッリが「乳び槽」を発見します。

小腸の粘膜に分布した特殊なリンパ管で吸収された脂肪が、リンパ液に混じると白濁して乳白色に見えます。この乳白色の液が溜まっている部位が乳び槽で、おなかの奥、おへその少し上あたりの位置にあります。

リンパ液はほとんどが透明で、見つけにくいのですが、アゼッリが目にしたときは偶然、乳白色だったため、乳び槽の発見につながりました。きわめて重要な発見です。

アゼッリは早くに世を去ったため、発表は彼の研究を支えたスタッフが行いました。高度な研究の世界ほど、競争が激しく、抜きん出た者に対する嫉妬や誹謗中傷はすさまじいものがあります。そのような世界にあって、アゼッリのスタッフは誰ひとりとして、亡き師の研究成果を我が物にすることなど考えず、誠実にアゼッリの名前で発表しました。そこに感動を覚えます。

そして、フランスの外科医、ジャン・ペケは、人体最大のリンパ管である胸管を発見します。胸管は乳び槽を起点に、体の中心を通って上り、鎖骨あたりの終着駅へと向かう管です。

この発見により、リンパが下半身から終着駅までつながって流れていることが明らかになったのです。

ペケがこの発見をパリで発表したとき、その功績をたたえて、イタリア人のアゼッリが先に見つけていた乳び槽にフランスでは「ペケの井戸」を意味する名がつけられました。

すっかり忘れられたリンパ！

特にブルーのところがリンパの中核です

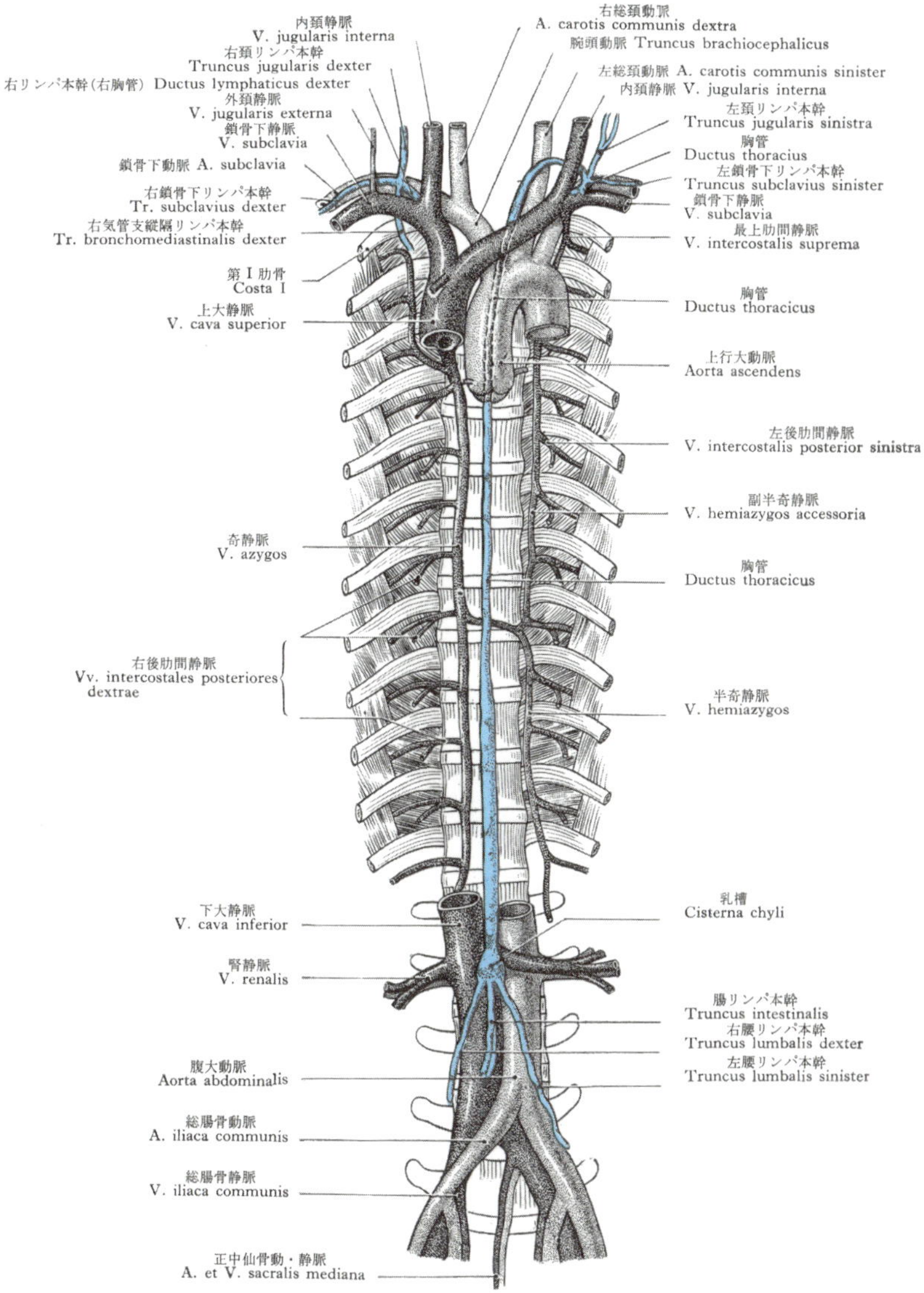

『日本人体解剖学』第三巻（南山堂刊）P246より転載（図215. 胸管 Ductus Thoracicus）

体内のリンパの流れにおいて、主要な役割を果たす部分は2カ所あります。ひとつは、終着駅のポイントを含む首まわりの部分。もう1カ所が乳び槽と胸管です。

首まわりの部分が主役で、乳び槽と胸管は準主役です。オーケストラで言えば、前者が指揮者、後者は第1バイオリンの首席奏者、つまりコンサートマスターに相当します。

オーケストラの音楽を主導するのは指揮者であり、コンサートマスターは、指揮者による音楽の実現をサポートする役目です。

指揮者が活性化する、つまり首まわりの部分がよく通じていれば、末端からのリンパの流れを引き上げる力が強くなり、全体の流れがよくなります。そこでコンサートマスターである乳び槽と胸管の力を借りると、さらに流れがよくなります。乳び槽は主に小腸からリンパ液を吸い上げる大切な役目を担っています。体内で最大のリンパ管である胸管を通り、指揮者のいる首まわりまでリンパを流すのです。

反対に、首まわりの部分が詰まっていると、流れを引き上げる力は弱まります。指揮者が弱って力が発揮できないと、コンサートマスターの力も弱まる。そのような関係です。

乳び槽と胸管は一体です。この部分にメスが入ることによってリンパの回路が遮断され、癒着が起き、身体が取り返しのつかないことになります。悪いものがどんどん溜まって、身体がゴミ屋敷になります。たとえば腹水がたまり、パンパンに膨らんだ風船のような状態になってしまうケースが多々あることを考えれば、この部分の重要性が理解できると思います。

さらに、リンパ系そのものの発見です。この発見者としては、北欧の2人の研究者の名が挙げられます。解剖学と医学で名高い一族のひとりである、デンマークのトマス・バルトリンと、スウェーデンの科学者、オラウス・リュドベックです。

2人の発見はほぼ同時期でしたが、発表はバルトリンがわずかに先でした。

バルトリンはリンパ系の解剖を行い、その管を「リンパ管」と名付けました。一方のリュドベックは、発表こそバルトリンに後れをとったものの、リンパ系の機能の発見という点において、独自の評価を得ています。

ハンター兄弟の挑戦

「血液は循環している」という、ハーヴェイの大発見から100年ほどが過ぎた18世紀。当時のイギリスでは、もはやこれ以上の重大な発見は出てこないだろうという空気さえ漂っていました。

そこで密かに野心を燃やしていたのが、ウィリアム・ハンターです。秀才でエリート街道を順当に進んだ彼は、産科医、そして解剖学者として名声を得ていました。

顕微鏡が登場したこともあり、当時の解剖学者たちの多くは、体の細部の研究に注力するようになっていましたが、ウィリアムはまったく次元の異なる視点と世界観を持っていました。

彼は、人体の全システムを説明できるような、スケールの大きい発見を目指していました。そこで着目したのがリンパです。

「血管とは異なるリンパ管は、何のためにあるのか？　その機能は何なのか？」

その謎を、自分が誰よりも先に解き明かしたいという野心を抱いたのです。


血管とよく似ているのに、赤色ではなく透明ないし乳白色の液が流れているリンパ管は、細く脆《もろ》いため、追跡するのはきわめて困難であり、その全体像はまだ誰もつかめていませんでした。

単なる血管の延長と見なす人も多く、何のための管なのかも不明でした。ウィリアムはリンパ管について、血管とは別の体全体におよぶ完成されたシステムであり、独自の機能を果たしているという確信を持っていましたが、自らの手でその証拠をつかむまでには至っていませんでした。

あともう一歩で謎の解明に近づける。でもそれは自分の手には負えないということを、秀才のウィリアムはやがて悟ります。そして、弟のジョンにすべてを託すことにしました。


兄のウィリアムが秀才なら、弟のジョンは天才でした。

子どもの頃から、学校に行くよりも野山を駆けまわり、自然の中で動物や植物、昆虫を観察するのが大好きだったジョンは、20歳になっても人生の目標が定まっていませんでした。

不可解な行動が多く、頑固で粗野で無学だと思っていたその弟から、突然、解剖学教室の助手にしてほしいと言われたとき、兄ウィリアムは戸惑いました。しかしあるとき、弟ジョンに天性の指先の器用さと、鋭い観察眼が備わっていることに気づき、解剖学者としての並外れた資質を見出します。

のちに「科学的外科の創始者」と呼ばれる、ジョン・ハンターの歩みの始まりです。

リンパの謎の解明を兄から託されたジョンは、天性の解剖技術でみごとにその期待に応えてみせました。

ジョンは、リンパ管に水銀を注入して可視化することを思いつきます。そして、まず一部のリンパ管に水銀を注入することに成功し、さらに、大腿から胸管までのリンパ管を、水銀で埋めてハッキリと強調表示することに成功しました。あれほど捉えにくいとされていたリンパ管を表示することに成功したのです。

のちにヴォデール博士は、こうして表示されたリンパ管を「真珠の首飾りのよう」と表現していました。私も実物を目にしましたが、まさにその言葉のとおり、銀色に連なって輝いており、思わず「きれい！」と驚きの声を上げたほど美しいものでした。

ところがなんとしたことか、兄ウィリアムは、その手柄を自分のものとして横取りしてしまいます。しかしジョンは、意に介することなく研究を続けました。そのような兄の行為は織り込み済みであるかのように。そして、約1世紀前にジャン・ペケが提示した、「リンパ管のみが、脂肪と体液を吸収している」という説を立証しました。

しかし、ここまで解明したところで、ジョンの関心はほかに移ってしまいます。生命の営みの全体像を把握できたと悟ったからでしょうか。外科医としての腕をさらに磨くため、軍医となって戦地に赴きました。

そこで彼は、ヒポクラテスの「自然治癒力」説を再認識することになります。戦地での治療で、積極的な外科治療を行った場合と、保存療法、つまり寝かせておくだけで何もしなかった場合とでは、治癒速度にほぼ変わりがなかったことから、本来人間に備わっている自然治癒力に信を置くようになったのです。

ジョンは、ロバート・ルイス・スティーブンソンの小説『ジキル博士とハイド氏』のモデルになった人物と言われています。

彼は解剖用の死体を手に入れるため、墓地を掘り起こすということもしていました。昼の顔は高名な外科医、夜の顔は「墓泥棒」という人物像が、あの小説に結びついたのでしょう。

また、世界中から集めた動物の標本など、博物学に関する膨大なコレクションも遺しており、ヒュー・ロフティングによる児童文学の主人公で、動物と会話ができる「ドリトル先生」のモデルとも言われています。

2つの人物評

ハンター兄弟にまつわる、2つの印象的な人物評があります。

ひとつは秀才の兄、ウィリアムが、あのレオナルド・ダ・ヴィンチを評したものです。彼は、レオナルドの解剖図を見て、その深い学識に驚き、以下のように述べています。

「彼（レオナルド）の図や手稿が、彼の生きている間、あるいは死の直後に普及していたならば、世界の解剖学はもっと速やかに普及していたに違いない。

そのようにならなかったことは残念だが、中世から近世にかけて（14世紀にイタリアのボローニャ大学で、人体解剖をしながら解剖学の講義を行うという教育法を創始したモンディーノ・デ・ルッツィ以降）、大学というアカデミックな世界の中ではまったく進歩しなかった解剖学が、解剖についてはディレッタント（素人）とも言うべき職人（画家）によって、驚異的な進歩を遂げたという事実は、特筆すべきことである。

しかも、その『職人レオナルド』は、アカデミズムを否定したのではない。大学という権威の中にこそ入らなかったが、自身で古代や中世の書を学び、それをもとにして、それを乗り越え、自分の手で解剖し、自分の目で観察し、無数の新しい知見を得たのであった」。

このすべての言葉は、つねに私の支えになっています。私という、とくに才能もなく、組織にも集団にも属さない一個人を駆り立て、真理の探究に熱中させた原点です。

それゆえに、真理の探究には時間を要しました。時間はどれほどあっても足りません。ひとりの人間が生涯になし得ることなど微々たるものだと、あらためて痛感します。

もうひとつは天才の弟、ジョンについて、彼の見習い徒弟であったウィリアム・クリフトが語っている言葉です。

「私はあのお方（ジョン）にお会いしたときから、なぜだか理由はわからないものの、この人を正しく理解できる人間は、この世の中にはいないのではないかという気がしていました。ハンター先生は、時代よりもずっと先を行っていて、そのことが理解される前に亡くなってしまったのです」

クリフトなくして、ジョン・ハンターを語ることはできません。彼は、師であるジョンの教えを受け継いだすべての人の中で、もっともジョンをよく理解していた人物です。

貧しく、無学で無教養と言われたクリフトですが、彼にはアーティストの才能と賢さがありました。正式な教育をほとんど受けていなくても、優れた理解力と卓越した文章力が備わっていました。

ジョンもまた、粗野と言われていましたが、私が実際に目にした彼の筆跡は端正で、とても読みやすいものでした。その筆跡と、難しい言い回しが一切ない、簡潔でわかりやすい文章に、彼の豊かな知性と誠実な人柄を感じました。

正直ではあるものの頑固者で知られていた、コーンウォール出身の控えめな少年クリフトは、ジョンのもとで解剖の助手や描画、書記を務めました。毎日、夜明けから深夜まで、師であるジョンの傍らに仕え、解剖や標本づくり、描画の技術を着々と伸ばすとともに、師の知識をむさぼるように吸収していきました。

しかしそんな矢先、ジョンは突然、心臓発作で亡くなってしまいます。このとき、クリフトは19歳。彼が「ハンター先生」に師事するようになってから、まだ1年半あまりしか経っていませんでした。

師を失い、我を忘れ、言葉を失ったクリフトが、のちに述べたのが先ほどの言葉です。

ジョンは博物学などに関する膨大なコレクションを遺しましたが、没後は空襲による損失や盗難、故意に燃やされるなどの被害に遭い、散逸の憂き目をみます。

そのような中、クリフトは辛抱強く、来る日も来る日も、師の遺した金銭に換えられない貴重なコレクションを管理し、護り続けました。
クリフトの献身的な努力のおかげで今日、ジョンの博物館であるロンドンのハンテリアン博物館で、その貴重なコレクションを目にすることができます。

博物館に入ってすぐ目に入るのは、人間の等身大の動脈と静脈の脈管の標本です。私はこれにしばらく目を奪われました。リアルで美しい作品に、「ハンター先生」のすべてが詰まっていました。乳がんと思われる、リンパ節の部分の腫れた解剖モデルも、ひとつだけ見つけました。この博物館は、私がイギリスに行くと必ず訪れる場所のひとつです。

初めての答え

そして19世紀。フランスの生理学者、クロード・ベルナールが、ヒポクラテスの「問い」に初めて「答え」を出します。

ベルナールはもともと劇作家志望でしたが、書き上げた悲劇の草稿を携えて会いに行ったパリ大学の先生に助言され、医学の道に転向しています。

やがて科学的生理学を創始した彼の名声は国内外にとどろき、ドストエフスキーの小説『カラマーゾフの兄弟』や、大佛次郎による歴史ノンフィクション『パリ燃ゆ』にも、その名が見られるほどの存在となります。

彼は医学に実験を導入し、数々の輝かしい業績を挙げたほか、「内分泌」という言葉も生み出しています。

ベルナールという革新的な存在の登場により、それ以降の医学界は、自分の目ではっきりと確認することが可能な「実験」を拠り所とする方向に、大きく舵《かじ》を切っていきます。

一方、見えるものだけを見るのではなく、見えないものを見て、感じ取る。「自然治癒力」説に代表される、ヒポクラテス医学の核心とも言えるその精神はといえば、ないがしろにされ、今なおその状態が続いています。

他方、当のベルナール本人は、むしろヒポクラテス医学に回帰する動きに出ます。そこに深く潜む真理に、おそらく気づいたのでしょう。からだ全体に目を向けることに姿勢を定めます。

ヒポクラテスは「体をつねに安定した状態に保つ力、正常な状態が乱されたとき、ただちにもとの状態に戻す力が、人間にはそもそも備わっている」と説きました。

ベルナールは自らの研究を発展させ、「内部環境の恒常性」という理論を発表しました。

生物には「内部環境」を一定に保つ能力があるということを、生理学的に明らかにしたのです。内部環境とは、体内で細胞をとりまく環境、すなわち細胞を浸している体液を指します。体の安定を保つ上で、極めて重要なのが「体液」であるという確証を導き出しました。

そして、その働きの中核を担うのがリンパなのです。ベルナールは人間のリンパ系の図譜を初めて完成させ、しかもカラーで図示しました。

1976年にドレナージュに出会ってからというもの、「リンパ」の3文字がある資料を片っ端から探すことが、私の日常になりました。

資料は驚くほどに少なく、皆無と言っていい状態で、落胆することも多い日々の中、フランスで友人になにげなく誘われて出かけた古書店で、思いがけないものを見つけました。

珍しいカラーのリンパ系の図譜。ベルナールによる銅版画でした。ベルナールの理解の広さ、深さに直接触れ、感動を禁じ得ませんでした。この図譜はいまも私の宝です。

論より証拠

ヒポクラテスは、体の営みの原点が「体液」であると考え、ベルナールがその確証を導き出しました。

そして1936年、ヴォデール博士が「体液」の働きを促す術、すなわちドレナージュを編み出しました。ヒポクラテスの予見を、ついに生身の人間で実証したのです。

ヴォデール博士が影響を受けた人物のひとりが、1912年にノーベル生理学・医学賞を受賞したフランスの生理学者、アレキシス・カレルです。

大きな賞を得ると、それをゴールとしてその後は研究の第一線から退いてしまう人も少なくない中、カレルはノーベル賞受賞後も意欲的に研究を続けました。そのひとつが、生体から取り出した組織を、体の外で培養して生かし続けるという研究です。

彼は、ニワトリの心臓の組織を培養液に浸し、その培養液をつねに適切な状態にしておくことで、実に34年もの間、組織を生かしておくことに成功します。彼が39歳のときに取り出した組織が、彼の死後もなお2年、生き続けていたことになります。

細胞を浸す液体、つまり体液を新鮮な状態に保ち続ければ、細胞は想像を超えて長生きするということを証明したと言えます。カレルのこの研究は、ヴォデール博士の理論が正しいことを示すものであり、博士はそれに大変勇気づけられたと言います。

こうしてヒポクラテスの「問い」に、ヴォデール博士が確かな「答え」を出しました。しかし、はるかな旅は、ここで終わりではありません。ドレナージュという術を通じての、人間の真理の探究は、まだ始まったばかりです。

ヒポクラテスの言葉にあるように、終わりはまた、始まりでもあるのです。

至福の旅

ヒポクラテスの没後、弟子たちがその言説をまとめた『ヒポクラテス全集』。

ハーバード大学の図書館で、その写本を初めて手にすることがかなったときの感動は忘れられません。

1526年版のその写本の、幾度となく付け替えられている表紙を、緊張で小刻みに震える手でゆっくりと開くと、びっしりと綴《つづ》られた、細かく美しい古代ギリシア文字が目に飛び込んできました。

この文字を綴ったペンは、インクは、いったいどんなものだったのだろう？　とっさにそんな思いが頭をよぎったことを覚えています。

はやる気持ちを抑えながらページをめくるうちに、往時の人々が時代を超えて、いままさに私の隣に座り、優しく熱心に語りかけてくれているような錯覚にとらわれました。

ふと我に返ったとき、こうして文字にして貴重な記録を遺してくれた、すべての人々への感謝と感動が胸にあふれました。

その後、イギリスの歴史ある図書館の、静寂につつまれた特別室で、さらに古い写本を手にすることができました。あのガレノスの手によるというその写本は、羊などの皮をなめしてつくられる羊皮紙が使われていて、よく見ると、動物の毛穴と思われるブツブツとした点が残っているところもあります。

美しい文字がぎっしりと端正に並び、余白には赤や青の色鉛筆を使った書き込みや、重要なポイントを示す指差しマークのような図が見られ、この本を手にした見知らぬ人たちが、熱心にむさぼるように勉強してきた痕跡が、ありありと感じられました。

そんなふうに、自分の足で貴重な資料を探し、先人たちの足跡をたどり、新たな発見に出会う旅は、本当に楽しく、幸せで豊かな時間でした。

通常はなかなかたどりつけないような場所にも足を踏み入れることができ、そこで出会った人たちが、「こんなものがあるから見てみない？」「こっちはどう？」と、喜んで私にあれこれと教えてくれます。そして何かを見つけると、食事をとるのも忘れるほど夢中になり、1日があっという間に過ぎていきました。

人生の中で、これほど素晴らしい時間を私にもたらしてくれた誰か、この旅に私を導いてくれた存在に、深く感謝せずにはいられません。

真理を探究する幸せな旅に、終わりはありません。私はいまも、その途上にいます。

思い上がりは禁物

さまざまな知識を得るうちに、すべてがわかったような気になってしまう。こうした「思い上がり」は、人間の成長の妨げになります。

なぜなら、この世はわからないことばかりだからです。

残念なことですが、ドレナージュの技法を学び、施術を行うようになった人が、「自分はすばらしい能力を持っている」という、おごった考えを持つようになる例を、たくさん目にしてきました。

ドレナージュは、その需要の高さゆえに、フランスでは高い料金設定で施術を行うことも可能なため、経済力を得ることで、自分の能力を過信してしまいやすいという側面もあると思います。

しかし、思い上がってしまったら、そこで終わりです。

こつこつと探究を続けていく。その積み重ねが大切であり、視野を広げることで人生がより豊かになるのだと思います。

それを私に教えてくれた先人たちとその言葉を、ここでご紹介します。

■ソクラテス

EN ΟΙΔΑ ΟΤΙ ΟΥΔΕΝ ΟΙΔΑ

エン　オイダ　オティ　オイデン　オイダ

「ひとつ私が知っているのは、私は何も知らないということです」

古代ギリシアの哲学者、ソクラテスの有名な言葉です。

真理探究に対する彼の基本的な考え方である「無知の知」、つまり自らが無知であると自覚することこそが、真の知に至る出発点であることを示すものです。

この言葉は、私にとってすべての原点と言えるものです。現実をよく見て、結論に走ることなく、自分の頭でよく考える。その大切さを教えられました。


ソクラテスを「古代最大の醜男」と呼ぶ人もいます。古代ギリシア人の彫像と言えば美形ばかりですが、ソクラテスの彫像を前にすると、ほかの彫像とはかけ離れたその風貌に驚かされます。

しかし私はむしろ、その味わいのある表情に深い親しみを覚えます。いまにもこちらに話しかけてくれそうな感じがします。

ソクラテスは「おしゃべり」を大事にしていました。ぶらぶら歩きをしながら、ああでもない、こうでもないと自らの考えをさらけ出し、何でも話し合う。それによって思考や理解が深まっていくと考えていました。

私が日本で受けた教育では、おしゃべりをしたり、自分の考えを表明したりすることは、慎むべきこととされていました。

ところがフランスの学校では、クラスメイトたちはみなおしゃべりで、授業でも活発に意見を言い合うことに驚かされました。ソクラテスから始まった、議論を大事にする日常のあり方が自然に根付いていることを感じました。

そんなソクラテスの顔を見ると、思わず話しかけたくなって、何度も彫像のまわりをグルグルとまわってしまう私です。

■ウィリアム・ハーヴェイ

Very many maintain that all we know is still infinitely less than all that still remains.

「我々が知っていることなど、まだわかっていないことに比べれば、ほんのわずかである」

「血液循環の原理」を発見したハーヴェイは、その発表に際して、2つの言葉を遺しています。そのひとつが、ソクラテスの「無知の知」を想起させる上記の言葉です。

また、ハーヴェイの発見は前代未聞であったため、すさまじい誹謗中傷を受けたといいます。そうした大変な労苦を経て、発表にこぎ着けたとき、彼はこう叫びました。

「進もう、神々の待つところへ
我々を侮辱した敵の待つところへ　賽は投げられた！」

そうです。ヨーロッパの基盤を築き、医師を職業として初めて認めたことでも知られるローマの英雄、ガイウス・ユリウス・カエサルの言葉です。

■弘法大師空海

「心の正しいあり方は、言葉では説明できない。
それでも、自然や人間を見つめることによって、それを悟ることができる」

日本人である私にとっては大切な言葉です。ドレナージュがこの言葉に重なるからです。

■クロード・ベルナール

Tout se réduit à une question de sentiment
Ceux qui doutent, doutent Malgré eux
Ceux qui croient, croient Malgré eux
Le raisonnement ne vient qu'ensuite

「すべては気持ちの持ち方しだい
何はともあれ、疑う人はどうであれ疑い

信じる人は信じ　真理（道理）はその後に控えている」

「内部環境の恒常性」を発表し、ヒポクラテスの問いに初めて答えを出したベルナール博士。

彼の故郷であるフランス・ボージョレ地方の小さな村、サン・ジュリアンの石碑に刻まれていた彼の言葉です。

その石碑はもはやなく、その場所は、今日はやりのデジタルミュージアムに姿を変え、かつての面影はありません。ベルナール博士の息吹は、すっかり消えてしまいました。

■マルティン・ハイデッガー

名著『存在と時間』などにより、「存在とは何か」を問い続けたドイツの哲学者、ハイデッガー。

故郷の「野の道」を歩きながら思索を深めたという彼は、「野の道」が語りかけてくることに耳を傾けることが大切だと述べています。

ハイデッガーの以下のような言葉や考えは、私に多くのことを示唆してくれます。

「単純なものこそ、変わらないもの、偉大なるものの謎を宿している」

「単純なものは、何ごとかを語りかけてくれる。その声を聞き取ることができる人だけに。その人は、単純なものの偉大さ、底知れぬ深さに気づくのだ」

「現代の人々は、誰ひとりとして野の道の語る言葉に耳を貸そうとしません。彼らにとって、『単純なるもの』は、退屈なものに過ぎず、彼らが追い求めるのは、次々に変化するものだけ。こうして『単純なもの』は消え去り、その静かな力は失われる……」

■マーシャル・マクルーハン

カナダの英文学者、文明批評家で、メディア論の開拓者として知られるマクルーハンは、以下のような考えを示しています。

「単純なるもの」を複雑化すれば、わけがわからなくなり、もがき苦しみ、結果として既成概念にとらわれていく。

もう一度、原点に返り、「これでいいのか」と問う。その良識を養うことが大切である。

視野を広げ、次に原点に返ってみると、自ずと答えが見えてくる。人間とは、こんなものか、その真の姿がおぼろげながらでも見えてくるはずである。

第5章

ドレナージュ体操

ここに、ヴォデール博士直伝の「ドレナージュ体操」をご紹介します。

一般的な体操は、機敏な動きで行うものですが、この体操は「落ち着いて、ゆっくり」行うことが大切です。

座禅を組むように、心を落ち着かせ、何も考えず、ゆっくりゆっくり行ってみてください。

そうすると、体に何かが起きているのが感じられるはずです。

体のどこかが動いたり、音を立てたりして、「これは何?」と思うかもしれません。

知らず知らずのうちに、全身の体液の流れが活性化していることを、体が教えてくれます。

1　全身

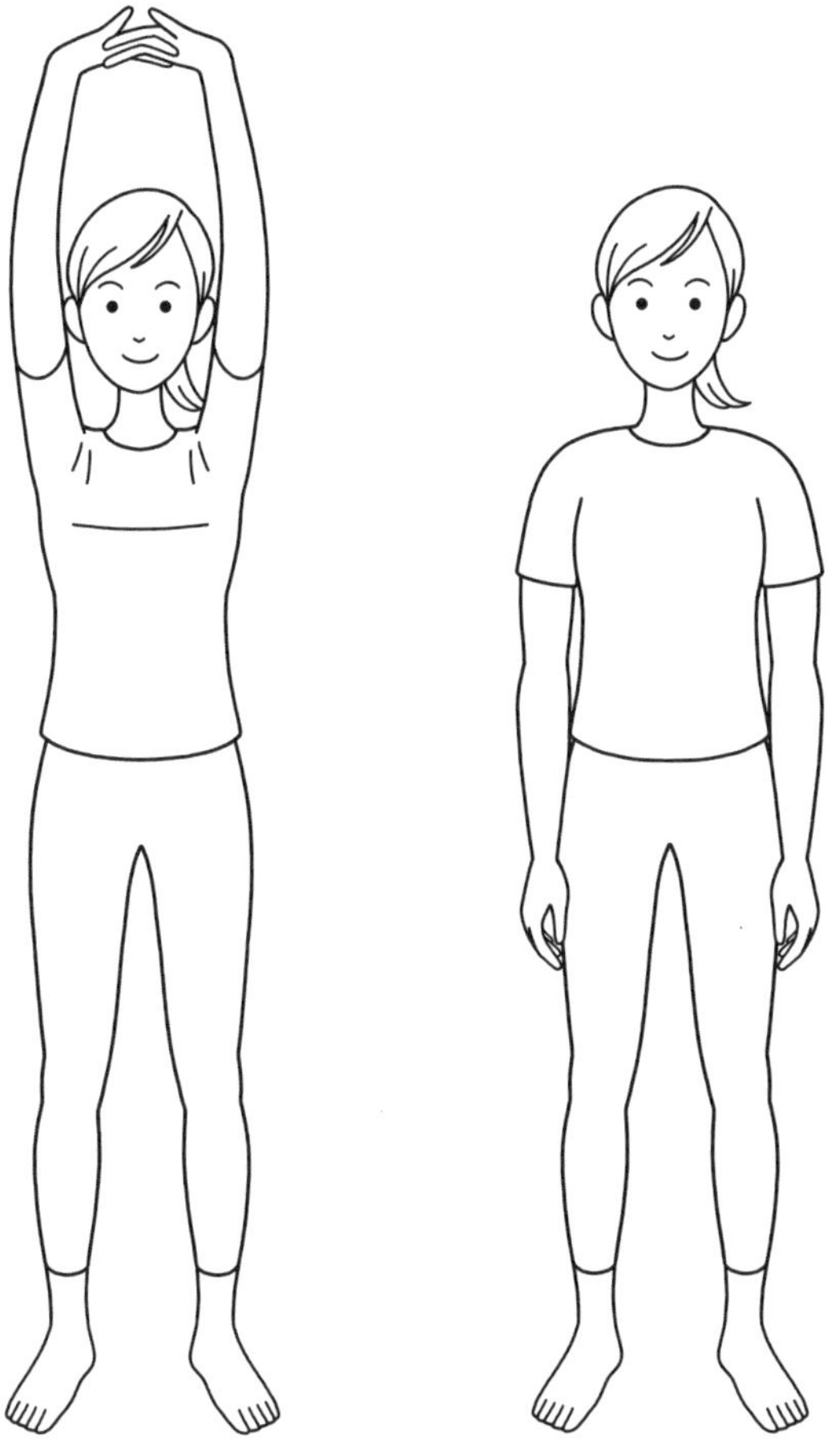

足を少し開いて、きをつけをします。
頭上で腕を組み、組んだ手を上にグーッと伸びるように。
伸びたら手を横からゆっくりゆっくり下ろします。
3〜5回、くり返しましょう。

2　首

立った姿勢でおこないます。手は後ろで組むとよいでしょう。まずは首をゆっくりゆっくり左右に曲げます。これを３回くり返します。

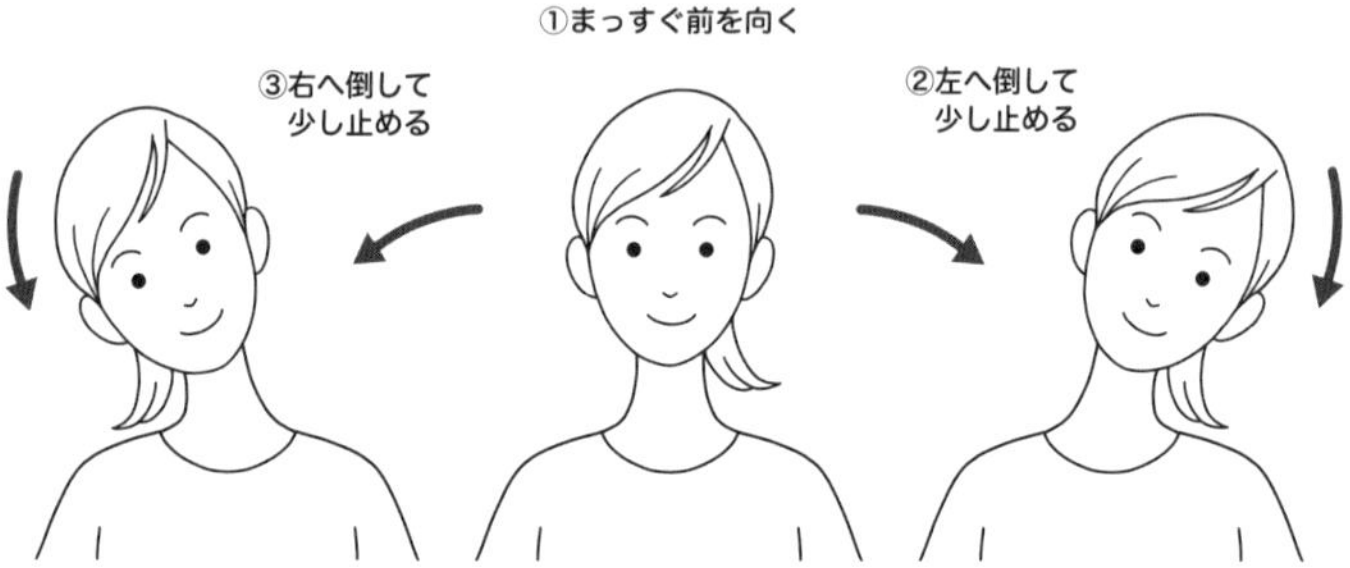

次にゆっくりゆっくり前後に傾けます。

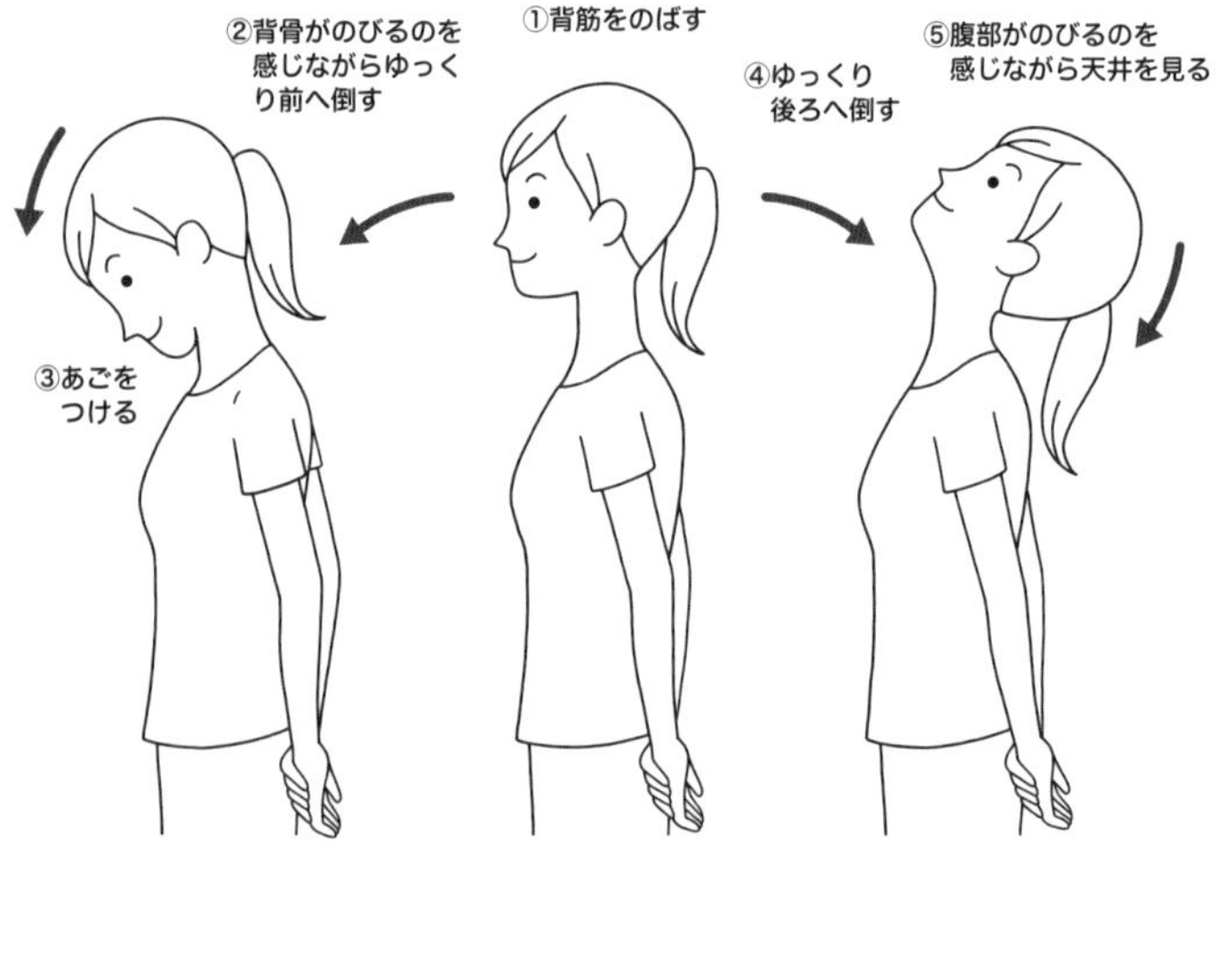

最後に首を360度ゆっくりゆっくり大きく回します。
反対まわりにも回します。これを３回くり返します。

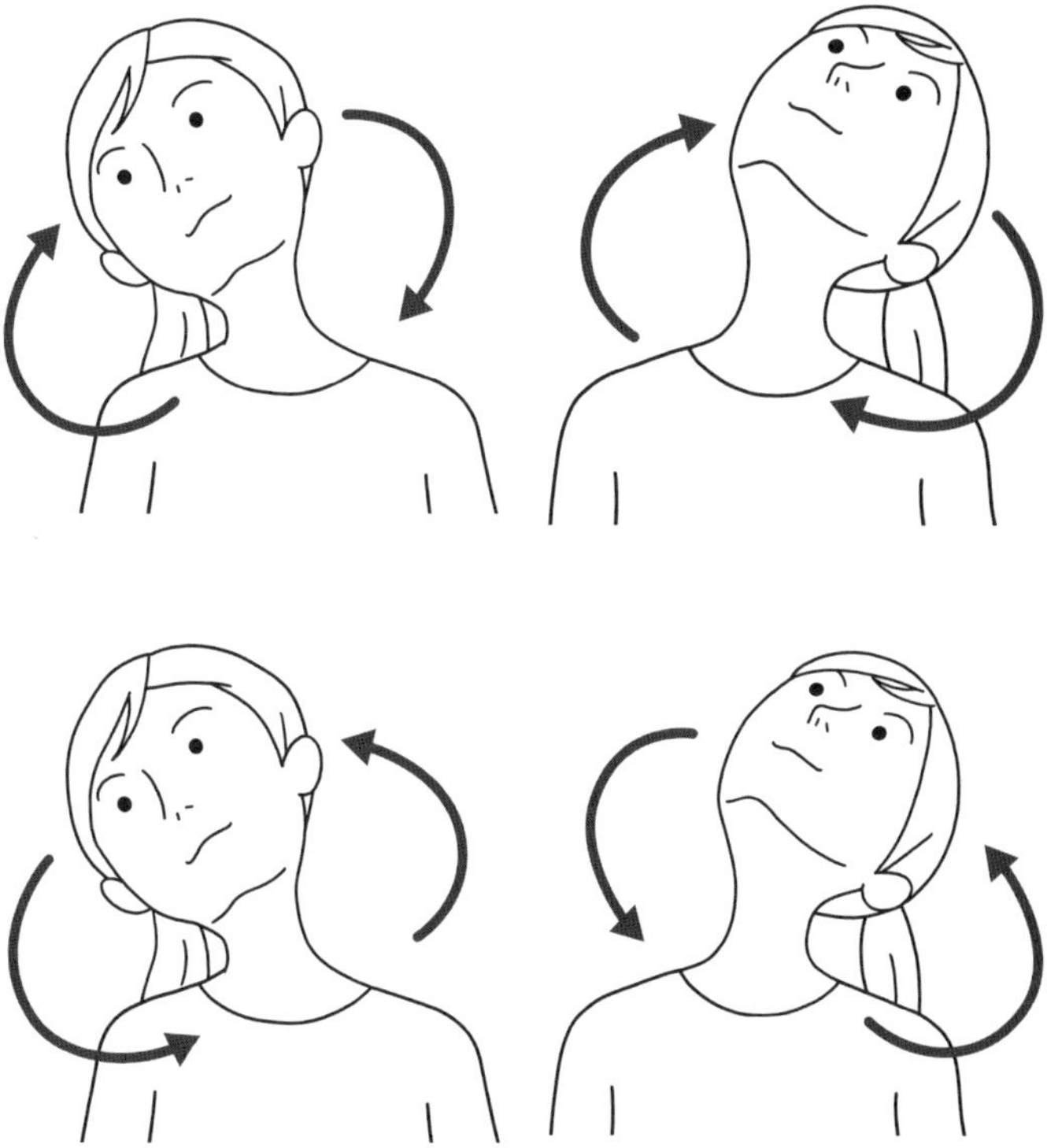

3　肩甲骨

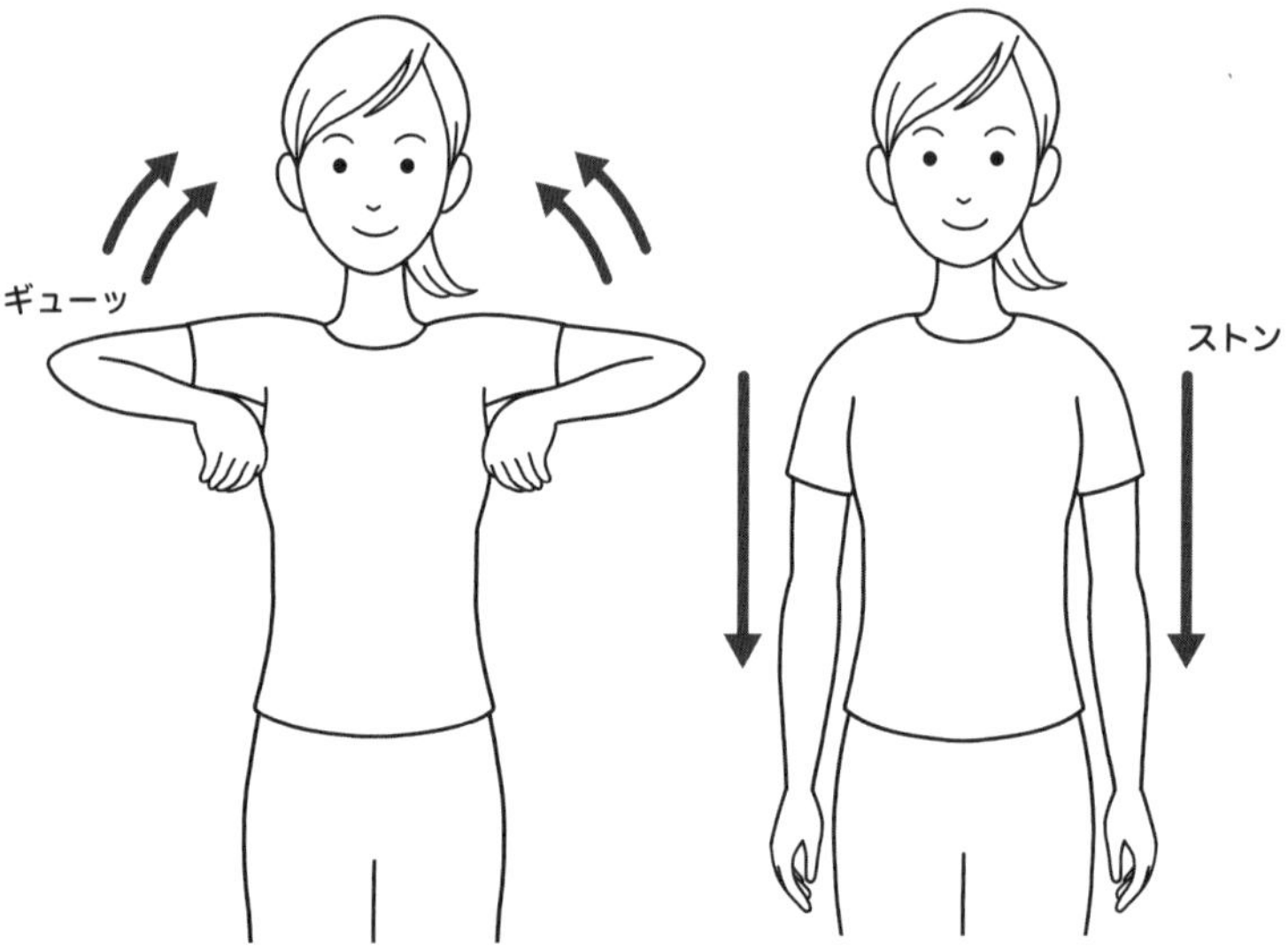

背筋を伸ばして、肘をギューッと上げます
（手は脇の下で軽いにぎりこぶしを）
ストンと肘を下げます。

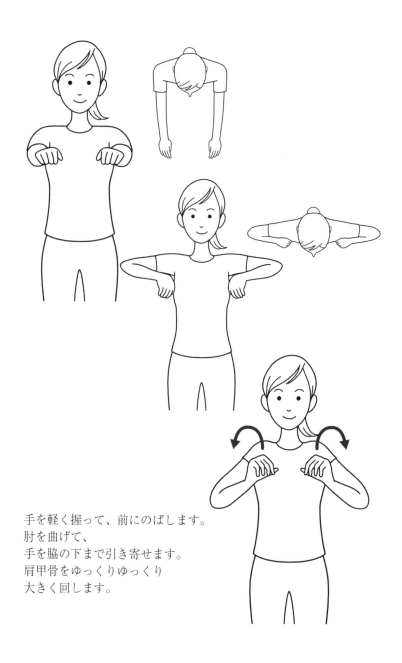

手を軽く握って、前にのばします。
肘を曲げて、
手を脇の下まで引き寄せます。
肩甲骨をゆっくりゆっくり
大きく回します。

4　体側

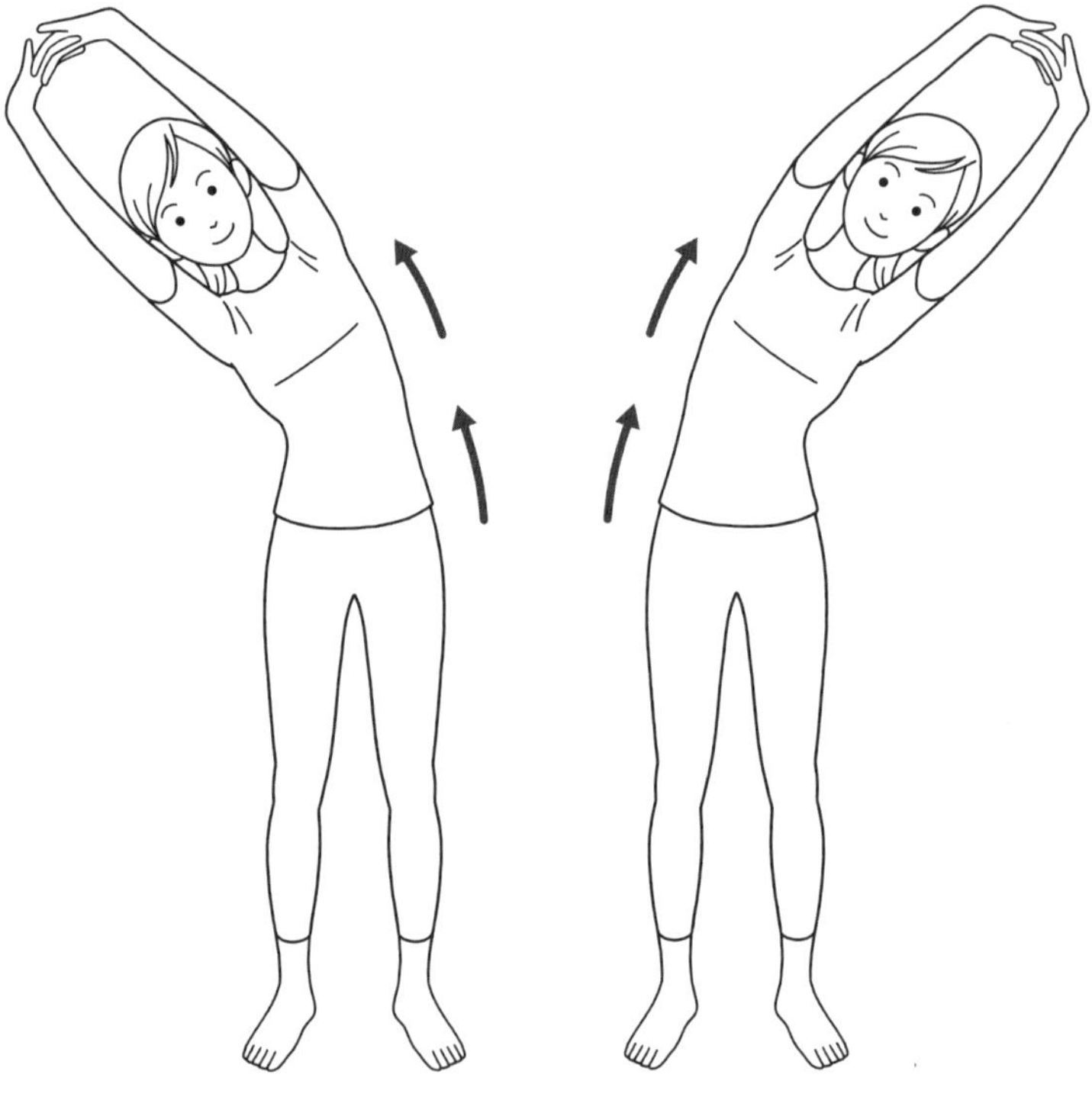

両手を頭上で組み、膝が曲がらないようにします。
ゆっくりゆっくり曲がるところまで曲げて、
ゆっくりゆっくり戻します。
左右交互に、3~5回、くり返しましょう。

5　屈伸

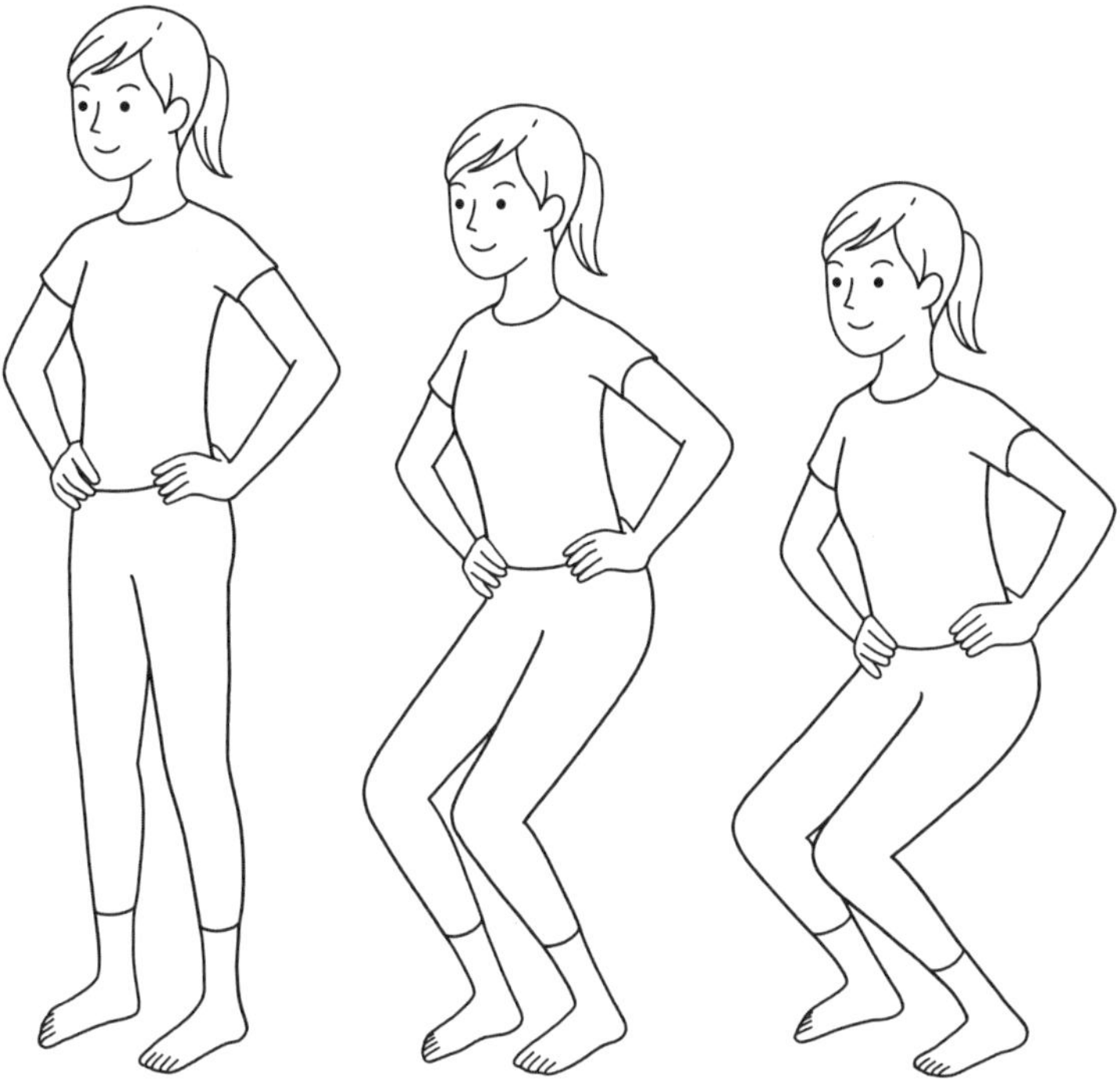

手を腰に。足の裏は床にしっかりつけて、
背筋はしっかり伸ばします。
10回できたら、20、30回と数を増やしましょう。
筋肉をきたえるものではないので、やり過ぎないように。

体のことを、3分治療と呼ばれる医者まかせにしていませんか？

緊急時は医師におまかせすることはあり得ます。しかし、緊急時以外はあなたが責任者です。

リンパの流れを促し、自然治癒力を養うためにはなおのこと。

だれに頼ることなく、あなた一人で決断し、実行できる唯一の術がドレナージュ体操です。リンパを流すドレナージュ体操を日課にしませんか？

イギリスの諺《ことわざ》
an apple a day keeps the Doctor away
1日1個のリンゴで医者いらず

1回Drainage体操a day keeps the Doctor away
1日1回のDrainage体操で医者いらず

毎日の地味な積み重ねは、あなたの将来の貴重な財産になります。
規則正しい生活の基盤になることを願っています。

おわりに

私の原風景は富士山です。

東京の山の手で育った私が幼い頃には、南の方角に目を向けると、一望のもとにその姿を眺めることができました。

２０２４年のいま、高層ビルが林立し、空がわずかしか見えない環境になってしまったせいか、ことさら私の心の中で、その存在感が増すばかりです。

そこでみなさまに、あらためてお尋ねいたします。

「令和６年のいまの医療レベルは、富士山にたとえると、何合目あたりになると思いますか？」

かつての私は、医療の「著しい進歩」という言葉を聞くと、それを「頂上に近いところまで躍進した」ととらえ、すごい！　と感嘆していました。
さて、この本をお読みになったいま、あなたは何合目と答えますか？

最後に、私の幸せを聞いてください。
ドレナージュは、真理の探求が全てです。
哲学や宗教とは異なり、生身の人間を通して教示されます。
たいへん困難な道のりでした。
そこで私は、先達から生きる喜びを授かりました。
少しでも皆様にこの幸せが伝わると嬉しいです。
キーワードは、**「リンパの流れ」**です。

著者プロフィール

田中 智子（たなか さとこ）

明治学院大学仏文科卒。1969年に渡仏。美容の本場パリで、エステティシエンヌ、ヴィザジスト、ビューティスタイリストなど、さまざまな資格を取得。

著書に『キッチン エステティック』（桐原書店）、『ドレナージュの力はこんなにスゴイ！』（芳賀書店）、『リンパ サラサラ ドレナージュ』（講談社）、『ドレナージュ大全』（幻冬舎メディアコンサルティング）などがある。

本文イラスト：瀬川尚志

医療の根幹を揺るがすリンパの流れを知りましょう

2024年９月９日　初版第１刷発行

著　者　田中 智子
発行者　瓜谷 綱延
発行所　株式会社文芸社
〒160-0022　東京都新宿区新宿１－10－１
電話　03-5369-3060（代表）
03-5369-2299（販売）

印刷所　TOPPAN クロレ株式会社

Ⓒ TANAKA Satoko 2024 Printed in Japan
乱丁本・落丁本はお手数ですが小社販売部宛にお送りください。

送料小社負担にてお取り替えいたします。

本書の一部、あるいは全部を無断で複写・複製・転載・放映、データ配信することは、法律で認められた場合を除き、著作権の侵害となります。

ISBN978-4-286-25372-5